ヘバーデン結節の痛みはモヤモヤ血管が原因だった

オクノクリニック総院長
奥野祐次

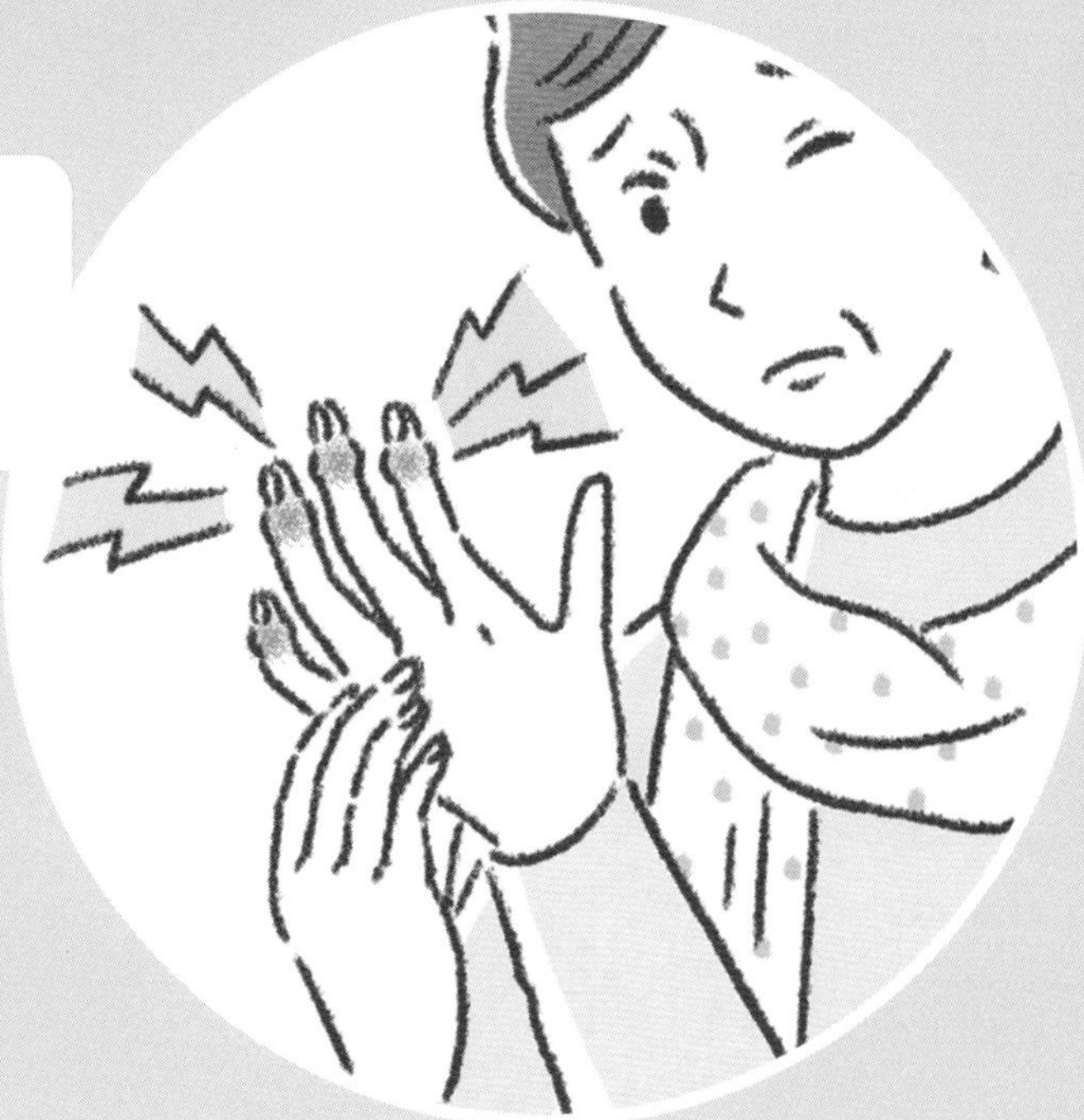

ワニ・プラス

はじめに

この本を手にとってくださったあなたは、おそらく、手指に次のような悩みを抱えているのではないでしょうか。

「指先の関節がこぶのように腫れている」

「指先に水が触れると痛くて洗い物ができない」

「関節が痛くてペットボトルのふたや蛇口をひねることができない」

手のつめのすぐ下の関節を第一関節といいます。この第一関節に腫れ・変形・痛みなどが起きる病気がヘバーデン結節です。

ヘバーデン結節は、実は、痛みのメカニズムがこれまで明らかになっていませんでした。そのため、病院に行っても「年のせいだから仕方ありません」「この痛みとはつき合っていくほかありません」といわれておしまい、というケースが多数です。手術を勧められる場合もありますが、指の関節の手術は非常に難しく、術後の満足度はあまり高いとはいえません。「ヘバーデン結節は発症したら治らない」。それがこれまでの常識でした。しかし、今、この常識が変わりつつあります。

私は「長引く痛み」の専門医です。長引く痛みは、異常な血管が発生することにより起こります。私はこの異常な血管を、その形状から「モヤモヤ血管」と呼んでいます。

ヘバーデン結節の最大の問題点ともいえる「痛み」も、その9割は、モヤモヤ血管が原因です。モヤモヤ血管は5分ほどの簡単な処置で消退させることができます。モヤモヤ血管が減れば、痛みはもちろんのこと、腫れやこわばりも大きく改善します。ヘバーデン結節は「治らない病気」から「治療が可能な病気」となったのです。

本書では、ヘバーデン結節の特徴と、モヤモヤ血管が痛みを引き起こすメカニズム、そして、ヘバーデン結節の治療法を中心に紹介しています。あわせて、悪化防止、再発防止に役立つ簡単セルフケアについてもとり上げています。本書がヘバーデン結節に悩む皆さんの一助となることを心より願っています。

オクノクリニック総院長　奥野祐次

目次

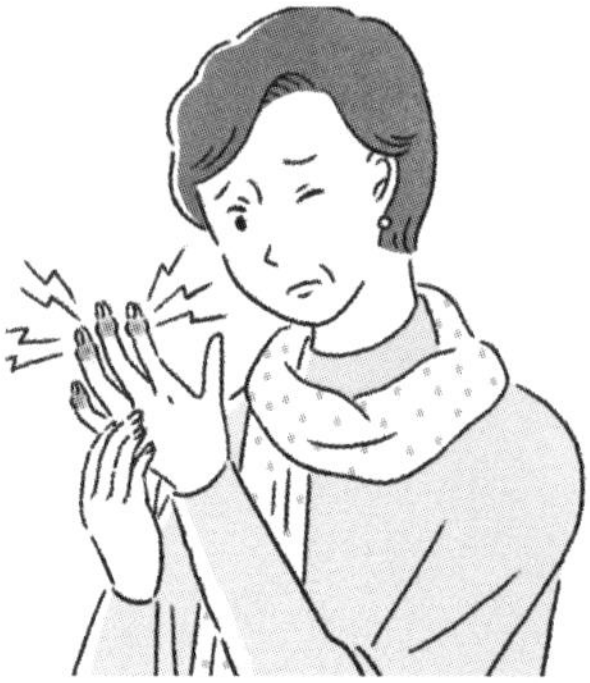

3章 たった5分の処置でヘバーデン結節の痛みをとる

4章 ヘバーデン結節を予防・改善するセルフケア

序章

あなたもヘバーデン結節かも？

こんな症状が現れたら要注意

ヘバーデン結節チェックリスト

あなたは次のような症状に悩んでいませんか？　当てはまる項目をチェックしてみましょう。なお、指の第一関節とは、つめのすぐ下にある関節のことです。

□指を動かすと指の第一関節が痛む
□指先にしびれがある
□水、パソコンのキーボード、紙など、なにかが指に少し触れるだけで指先または第一関節に激痛が走る
□ペットボトルやびんのふたが痛くて開けられない
□手を動かさずに安静にしていても、指の第一関節や指先に痛みがある
□指の第一関節に小さなこぶ（結節）ができている
□指の第一関節が腫れている
□指先がむくんでいる
□指が曲がったまま、または第一関節が左右にずれたように変形している

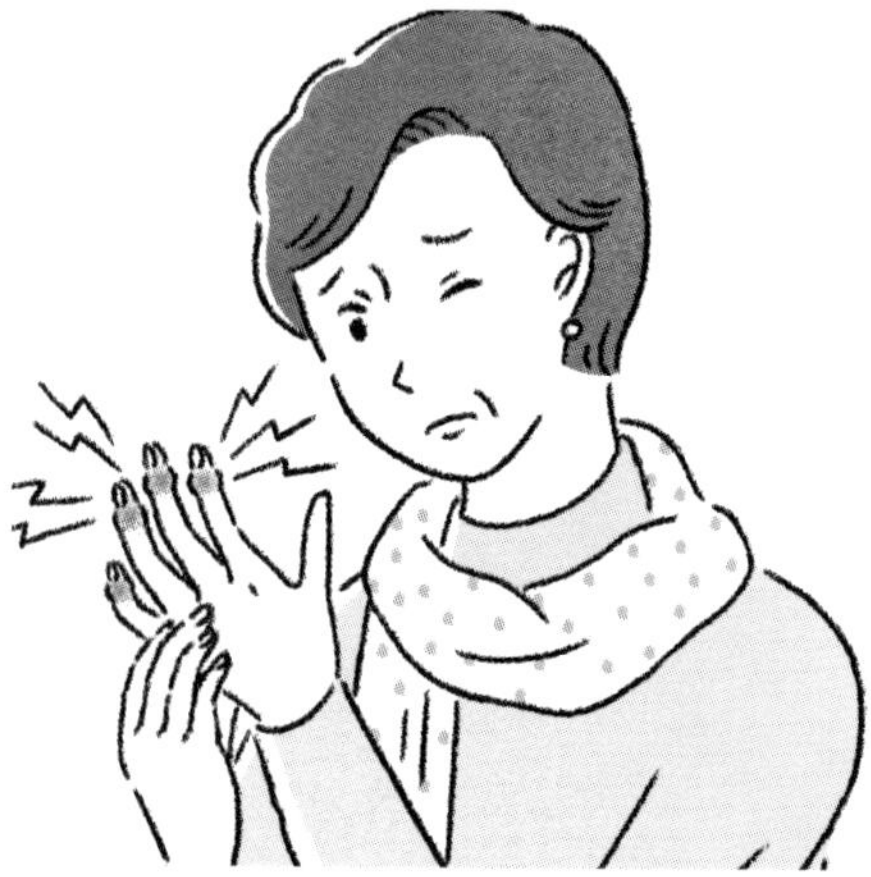

□指が痛くて手を握れない
□スムーズに手を開いたり、握ったりできない
□買い物袋やバッグのとっ手を持つのが痛い
□指がこわばって動かしにくい
□指先の血色が悪い
□指の痛みや変形が、最初は1本の指だったのが2本、3本と増えている
□更年期だ
□朝起きたとき、指に違和感がある
□脂質異常症を指摘されたことがある
□首、肩のこり・痛みがひどい
□最近、体重が増えている
□家族や親戚にヘバーデン結節になった人がいる（または指の変形・痛みに悩んでいる人がいる）
□裁縫、パソコン入力、楽器演奏など、指先をよく使う仕事をしている

いかがでしたか？

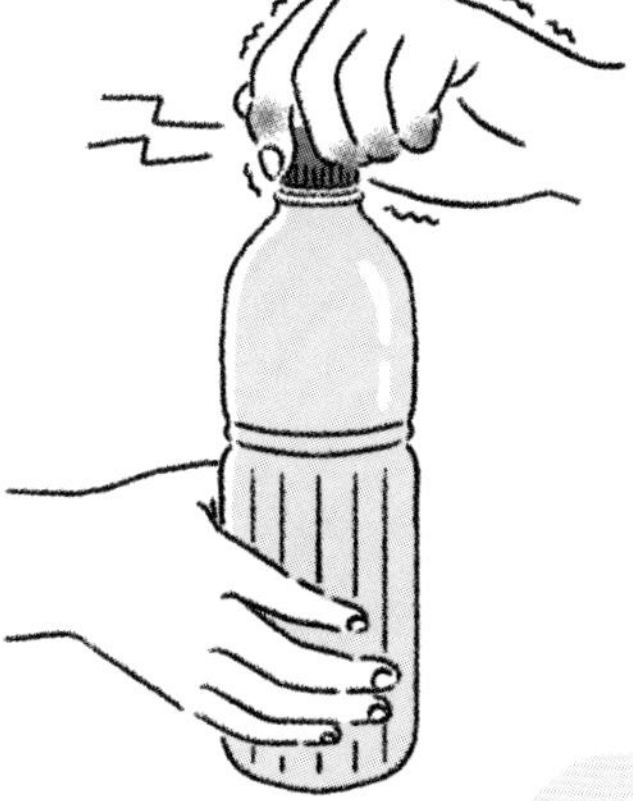

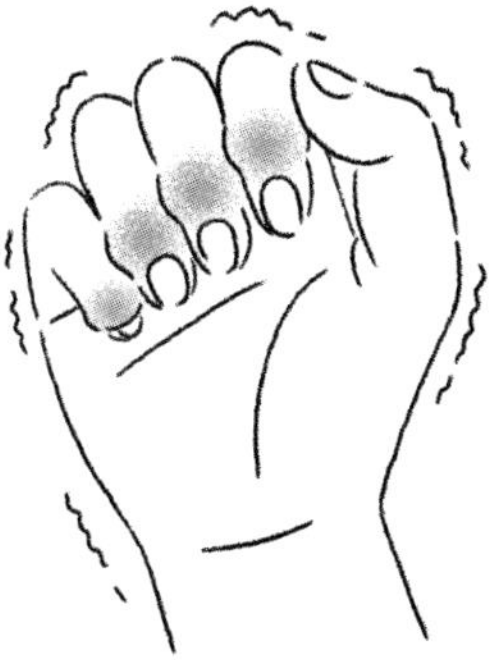

３つ以上該当する項目があれば、すでにヘバーデン結節を発症している、あるいは、今後、ヘバーデン結節になる可能性が高いといえるでしょう。本書を読んでヘバーデン結節の原因を知り、４章で紹介しているセルフケアをぜひ実践してみてください。痛みがきっと軽くなるはずです。また、痛みがひどく日常生活にも支障をきたしている場合は、がまんせず、まずは医療機関に相談してみましょう。

ヘバーデン結節の人が増えている？

最近、テレビや雑誌、インターネットなどで、ヘバーデン結節という言葉を見聞きする機会が増えました。書店にも、ヘバーデン結節について書かれた本が複数並んでいます。こうした影響もあってか、私のクリニックにも「私もヘバーデン結節ではないかと思って……」と受診する人がとても増えています。

ただ、ヘバーデン結節は現代病というわけではありません。

ヘバーデン結節の症例がはじめて報告されたのは１８０２年です。報告したのは英国の医師ウイリアム・ヘバーデン博士。ヘバーデン結節という病名は、このヘバーデン博士の名にちなんでいます。つまり、ヘバーデン結節は1802年以前からあったということです。

また、ヘバーデン結節はもともと患者数が多い病気でもあります。1986年におこなわれた調査によると、ヘバーデン結節の平均発生頻度は31・0％（男女合わせて）。年代別に見ると、30歳代が10・6％、40歳代が20・7％、50歳代が28・6％、60歳代が35・3％、70歳代が50・5％、80歳代が59・1％となっています。つまり、70歳代では、2人に1人がヘバーデン結節を発症している（あるいは過去に発症した）ということになります。

昔からあった病気にもかかわらず、ヘバーデン結節が近年、急に注目されるようになったのは、主に二つの理由が考えられます。一つは、有名人の告白などにより知名度が高まったためです。タレントのキャシー中島さんは、ブログやテレビで、ご自身がヘバーデン結節であることを発表されています。もう20年以上もヘバーデン結節に悩んでいるそうです。

もう一つの理由は、有効な治療法が見つかりつつあるからでしょう。これまで、ヘバーデン結節の効果的な治療法はありませんでした。そのため、「加齢のせいですから、この痛みとはつき合っていくしかありません」といわれることが圧倒的に多かったのです。しかし近年、ヘバーデン結節の最大の悩みともいえる、痛みの解消に有効な治療法が確立されつつあります。そのため、ヘバーデン結節の診療を謳う医療施設が増え、結果として、世間での認知度が上がっていると考えられます。詳しくは3章で説明しますが、私が実践している、5分でできる動注治療もその一つです。

ヘバーデン結節の推定患者数は300万人といわれています。先の調査結果が示すように、ヘバーデン結節を発症する確率は年を重ねるごとに高くなります。高齢化が進む日本において、ヘバーデン結節に関する知識と対処法を持つことは、長い人生を快適に生きるために欠かせない知恵といえるかもしれません。

1章

ヘバーデン結節って どんな病気?

ヘバーデン結節のつらい症状

ヘバーデン結節は指先の第一関節に腫れや変形とともに痛みが出る病気です。

現在すでにヘバーデン結節で悩んでいる方は、そのつらさを身に染みて実感していらっしゃると思います。以前はまったく問題なかった日常のちょっとした動作で痛みが出ます。

たとえば髪を洗う、ストッキングを引き上げる、パソコンのキーボード作業、洗い物をする、食器を片付ける、箸を持つ、エレベーターのボタンを押す、つめを切るなどなど。

何気ない動作のたびにズキン！ビキっ！と、痛みが出現するのはどんなにつらいことでしょうか。

日常動作だけで痛むのですから、ピアノを弾く、テニスや卓球などのラケットを持つ、バレーボールなどの球技をする、ということも難しくなります。

しかも、ヘバーデン結節は、これまでは「治療法がない」とされてきました。思いきって整形外科を受診しても、「治らない」と冷たくいわれることは少なくありません。「加齢だから仕方がない」「変形しきるまで放っておくしかない」などといわれたりします。痛み止めや塗り薬、漢方薬、女性ホルモンによる治療、それらが根本治療ではなく対症療法にすぎないことは、治療を受けたことがある方が一番よく知っていると思います。

真剣に困っているのに、頼みの綱であるはずの病院に行っても相手にしてもらえないという状況がどんなにつらいか。気持ちの強い方でも途方に暮れてしまうでしょう。

さらにつらいことは、いつ治るかがわからないことです。

人は体に強い痛みがあったとしても、いつ治るか予想できるなら、なんとか我慢できるものです。骨折して強い痛みがあったとしても、あと2週間くらい我慢すれば治るとか、日に日によくなっているのであれば、未来が見えるぶん気持ちを落ちつかせることができます。それに対してヘバーデン結節の場合は、従来の診療では「いつ治るかわからない」のです。

ある調査研究では、過去にヘバーデン結節になってから年月が経過した人たちに「どのくらいの期間痛みが続きましたか?」と質問したところ、「10年以上続いた」と答えた人が半数以上であったと報告されています。「最近ヘバーデン結節の痛みが出た」という人にとっては、あと何年で治るかもわからない、という不安感が増す報告です。「いつ治るかわからない」状態は、本当につらいものです。

しかし、どうか安心してください。ヘバーデン結節のつらい痛みは、5分でできる簡単な処置（動注治療）で改善させることができます。しかも非常に安全な方法です。ぜひこの本の後半まで読み進めてみてください。

ヘバーデン結節について詳しく知ろう

では、もう少し詳しく、このヘバーデン結節の症状などについて説明しておきましょう。

結節とは「こぶ」のことで、ヘバーデン結節は、指の第一関節にできるこぶ、およびその周囲に発生する痛みなどの症状をともなう疾患の名称です。

関節とは、二つの骨がしっかりつながっている部分のことをいいます。すぐに思いつくのは、肩関節、ひじ関節、手首の関節、股関節、ひざ関節、足関節（足首）などでしょうか。

私たちの体には、200余りの関節があります。すべての関節は関節包という袋に包まれています。関節包の外側には、靱帯《じんたい》、筋肉があります。関節包の内側には、滑膜、関節腔、関節軟骨、そして骨があります。それぞれの組織には役割があり、たとえば、軟骨は内外の刺激から関節を守るクッションのような役目を、滑膜は関節をなめらかに動かす潤滑油のような役目を果たしています。こうした構造のおかげで、私たちは肩をまわしたり、ひじを曲げ伸ばししたりと、さまざまな動きができるのです。

しかし、加齢やけが、過度の運動などにより、関節が変形することがあります。たとえば、ひざが炎症を起こし滑膜が厚くなり、軟骨が正しく機能しなくなると、骨や軟骨、靱帯が損なわれ変形してしまいます。このように、なんらかの原因で関節が変形する病気を「変形性関節症」といいます。

変形性関節症の発症頻度は非常に高く、特に高齢者に多く認められます。全身の関節を対象とすると、80%以上の人が一生涯のうちに一度は発生するといわれるほどです。

ヘバーデン結節も、その病気の性質から、変形性関節症という病気の一種であると考えられています。

ヘバーデン結節は、指のつめのすぐ下にある第一関節に、腫れ、こぶ、痛み、変形などが起きる疾患です。第一関節の背側にできるこぶが「ヘバーデン結節」です。結節は関節の左右に二つ見られる人が多いようです。水ぶくれのようなこぶ（粘液嚢腫《のうしゅ》）ができる人もいます。

ヘバーデン結節になるのは、基本的に人さし指、中指、薬指、小指の4本です。親指がヘバーデン結節になることもありますが、これは非常にまれです。

ヘバーデン結節を発症する指の本数、順番については個人差があります。人さし指、中指、薬指、小指の4本すべてがヘバーデン結節になる人もいれば、中指1本だけで終わる人もいます。数本の指が同時にヘバーデン結節になることもあります。

発症時期もまちまちです。40歳以降の女性によく見られることから、「手の更年期障害」ともいわれますが、30代で発症する人がいる一方で、60代で発症する人もいます。また、男性の患者さんももちろんいらっしゃいます。

痛みの出方、度合いにも差があります。「触ると痛い」「動かすと痛い」という訴えもあれば、「安静にしていても痛い」というケースもあります。一方で、ほとんど痛みを感じない、あるいは、痛みを感じるのは短い期間だけだったという人もいるのです。

変形は男女に起きるが、痛みが出るのは女性が圧倒的

先ほど、ヘバーデン結節は変形性関節症の一種であると説明しました。確かにそうなのですが、他の部位にできる変形性関節症（膝や股関節が代表的）とは大きく異なる点があります。それは「強い痛みが出るのは、圧倒的に女性に多い」という点です。オクノクリニックを含め、痛み専門のクリニックを訪れるヘバーデン結節の患者さんは10：1かそれ以上の割合で女性が多いのです。

これまでの調査研究から、指の第一関節の「変形」の発生率は男女に差がないことが知られています。1986年の三重県下における調査でも、「第一関節の変形」は、男女ほぼ同率でした。

1986年に三重県下で男性1385名、女性2260名、計3645人に対して調査をおこなったところ、ヘバーデン結節患者が占める割合は、男性30・5％、女性31・28％と、有意な差はありませんでした。

また、1997年におこなわれた「平成8年度厚労省委託研究調査」でも、似たような結果が出ています。手指変形性関節症を発症している1802人のX線検査

を比較すると、発生率は男女でほぼ同率でした。

男性も同じ確率で変形しているはずなのに、どうして女性ばかりが強い痛みを訴えて受診するのかといえば、男性の場合は、変形していても痛みがないか、あってもそれほど強くないため病院を受診しないケースがほとんどなのです。多少の変形があっても痛みがなければ日常生活で困ることはありません。ただし男性でも楽器を演奏したり、ゴルフで指を激しく使ったりする人の中には、強い痛みを訴えて来院される方が少なくありませんが、女性全般に比べれば少数です。

男性の患者さんにも痛みを訴える人がゼロということではなく、女性の中にも変形だけで痛みが出ない人もいるのですが、「強い痛みが出る」のは圧倒的に女性の方が多いというところに、この病気の痛みを解明するヒントが隠されているともいえます。

「変形しているが痛みはない男性の指先」と、「変形していて痛みもある女性の指先」では、何かが違うはずで、それが痛みの原因になっていると考えられます。この謎はこれまではっきりとは解明されていませんでした。へバーデン結節の痛みを治すのに非常に重要な点です。この理由は本書の2章で詳しく解説しますので、ぜひ読み進めてみてください。

また、女性のほうが美容面を気にすることが多いということも、女性の受診を増やしている一つの要因になっています。私たちのクリニックにも「痛みはないけど、これ以上腫れたり指が曲がったりするのは嫌だから診てほしい」という人もいらっしゃいます。

特に女性は指先の美しさに気を使い、マニキュアやジェルネイルなどをする人も多く、痛みが出ていなくても指の変形や腫れ、結節に悩み、強いコンプレックスや将来の不安を感じる方が多いのも、この病気の特徴です。

指の第一関節に痛みがあれば、買い物をするのにも、料理をするのにも、食器を洗うのにも大変な困難がともないます。昨今は家事をシェアするパートナーも増えているようですが、それでも、女性のほうが家事負担が多いのが現状です。そのうえ家事に休みはありません。毎日、家のことをするたびに痛みに悩まされるとしたら、そのストレスは並大抵ではないでしょう。こうした事情も、女性の受診率の高さの要因となっているのかもしれません。

このほか、家族や親戚にヘバーデン結節の人がいる場合は、ヘバーデン結節になりやすい可能性があります。ヘバーデン結節の遺伝的要素についてはまだ解明されていないものの、「家族や親戚にヘバーデン結節の人がいる」というヘバーデン結節の患者さんは少なくありません。家族や親戚に患者さんがいる場合は、体質が似ていることを考慮して、４章のセルフケアにぜひとり組むようにしてください。

混同されがちな関節リウマチとの違い

ヘバーデン結節とよく似た症状が現れるのが関節リウマチです。日本で関節リウマチに苦しむ人は70万〜80万人といわれ、特に40〜50歳の女性に多いのが特徴です。

関節リウマチは、関節が炎症を起こし、軟骨や骨が破壊されて関節の機能が損なわれる病気です。「朝起きると手がこわばる」「指に力が入りにくい」「指の関節が腫れる」「指を動かさなくても痛みがある」などの症状があります。このように、進行の仕方や症状はヘバーデン結節と共通する点も多く、「この指の痛みは関節リウマチかもしれない」と医療機関を受診したところ、実はヘバーデン結節だったというケースも少なくないようです（もちろんその逆のケースもあります）。

しかしながら、関節リウマチとヘバーデン結節はまったく別の病気です。関節リウマチは、自己免疫疾患の一つです。

ヘバーデン結節と関節リウマチの違い

	ヘバーデン結節	関節リウマチ
症状	指の関節の痛み、腫れ、変形など	指の関節などの痛み、腫れ、変形ほか
痛みの原因	もやもや血管の発生	自己免疫疾患（免疫の誤作動によって滑膜を攻撃する）
症状が出る場所	手の指の第一関節。ほかの症状はなし	手の指の第二・第三関節。指以外に、手首・ひじ・足ほか、全身症状も現れることがある

免疫は、外部から体内へと侵入した細菌やウイルスなどを攻撃し、排除する働きを担っています。ところが、免疫が誤作動を起こして自分自身の細胞や組織を攻撃してしまい、体のさまざまな部位が障害を受けることがあります。これが自己免疫疾患です。関節リウマチは免疫が滑膜を攻撃することで起こります。一方、ヘバーデン結節では免疫異常は起こりません。

腫れや痛み、変形が生じる部位にも違いがあります。

関節リウマチは、手の指の場合は、第二関節、第三関節に症状が出ますが、第一関節には現れません。また、手首、ひじ、足など、手の指以外の関節にも発症します。ほかに、息切れ、目の乾き、リンパ節の腫れ、倦怠感など、全身に症状が出ることがあります。対するヘバーデン結節が発症するのは手の指の第一関節のみです（前ページの表参照）。

医療機関では、関節リウマチかヘバーデン結節かの判断は、症状が出ている部位や血液検査の結果などをもとに総合的におこなわれます。また、手の指の関節に痛みを起こす病気は、関節リウマチのほかに乾癬《かんせん》性《せい》関節炎、甲状腺疾患などがあります。それぞれ特徴があるため、専門の医療機関で検査することが望ましいといえるでしょう。

手指に痛みが出るそのほかの病気

ヘバーデン結節以外にも指に痛みの出る似たような疾患があります。代表的なのは、第二関節に痛みの出るブシャール結節と、親指のつけ根に痛みが出るCM関節症です。これらの二つの疾患は、ヘバーデン結節と非常に似ています。女性に多く、更年期に発症しやすくなることで知られ、痛みが出る原因はヘバーデン結節と同じです（詳しくは2章参照）。このため、本書で紹介するヘバーデン結節の治療法や予防法は、ブシャール結節、ＣＭ関節症にも応用することができます。

また腱鞘《けんしょう》炎の仲間である、ばね指などの疾患も手指に痛みの出る疾患の一つです。

ここで少し、これらの痛みや指の関節の名称について説明しておきましょう。

【指の関節と名称】

《人さし指、中指、薬指、小指》

●**ＤＩＰ関節**…つめに一番近い関節です。第一関節ともいいます。ヘバーデン結節はこの関節に腫れや痛み、変形が生じます。

●**ＰＩＰ関節**　ＤＩＰ関節の下にある関節です。第二関節ともいいます。なお、ＤＩＰ関節とＰＩＰ関節を総称して「ＩＰ関節」と呼びます。ＩＰ関節はinterphalangeal joint（インターファランジアル・ジョイント）の略で、「指の途中の関節」といった意味です。

●**ＭＰ関節**　指のつけ根の関節です。第三関節ともいいます。

●**ＣＭ関節**　中手骨と手根骨の間の関節です。人さし指、中指、薬指、小指のＣＭ関節は、ＤＩＰ関節、ＰＩＰ関節、ＭＰ関節のように曲げ伸ばしはできません。

指の関節の名称

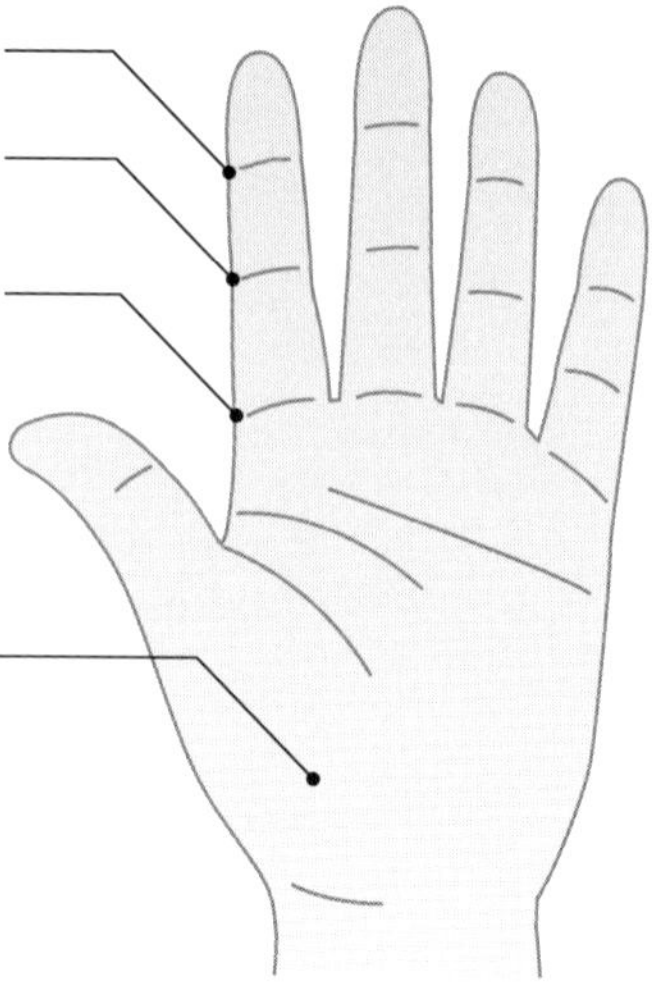

●各指の医学名称
母指（ぼし：親指）
示指（じし：人さし指）
中指（ちゅうし：中指）
環指（かんし：薬指）
小指（しょうし：小指）

《親指》

●**ＩＰ関節**　つめに一番近い関節です。親指の第一関節ともいいます。親指以外の指は、「指の途中の関節」はＤＩＰ関節とＰＩＰ関節の二つの関節がありますが、親指はこのＩＰ関節のみです。

●**ＭＰ関節**　ＩＰ関節の下にある、親指のつけ根の関節です。親指の第二関節ともいいます。

●**ＣＭ関節**　親指の中手骨と手根骨の間の関節です。親指の場合は、特に母指ＣＭ関節といいます。人さし指、中指、薬指、小指のＣＭ関節がほとんど動か

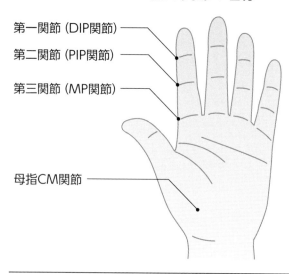

ないのに対して、母指CM関節は大きく動かすことができます。

人間は5本の指を独立して動かしたり、手を握ったり、指を反らしたりとさまざまな動きができます。小さなボタンを留める、びんのふたをつかんで開けるといった細かな動作も可能です。このように複雑な動きができるのは、人間の手指がほかの動物に比べて複雑な構造をしており、高い機能を有しているおかげです。しかし、それゆえに関節に負担がかかりやすく、ヘバーデン結節や関節リウマチ以外にも、さまざまな疾患を抱えやすい宿命にあるといえるでしょう。

■ブシャール結節

手のPIP関節（第二関節）にも、ヘバーデン結節と同様の変形性関節症が生じることがあります。これをブシャール結節と呼びます。症状や進行の仕方はヘバーデン結節とほぼ同じです。炎症、腫れ、痛み、変形などが起きます。第二関節の動きが悪くなると日常生活に大変な不便が生じます。

ヘバーデン結節よりも発症リスクは低いといわれていますが、ブシャール結節と

手指の代表的変形性関節症

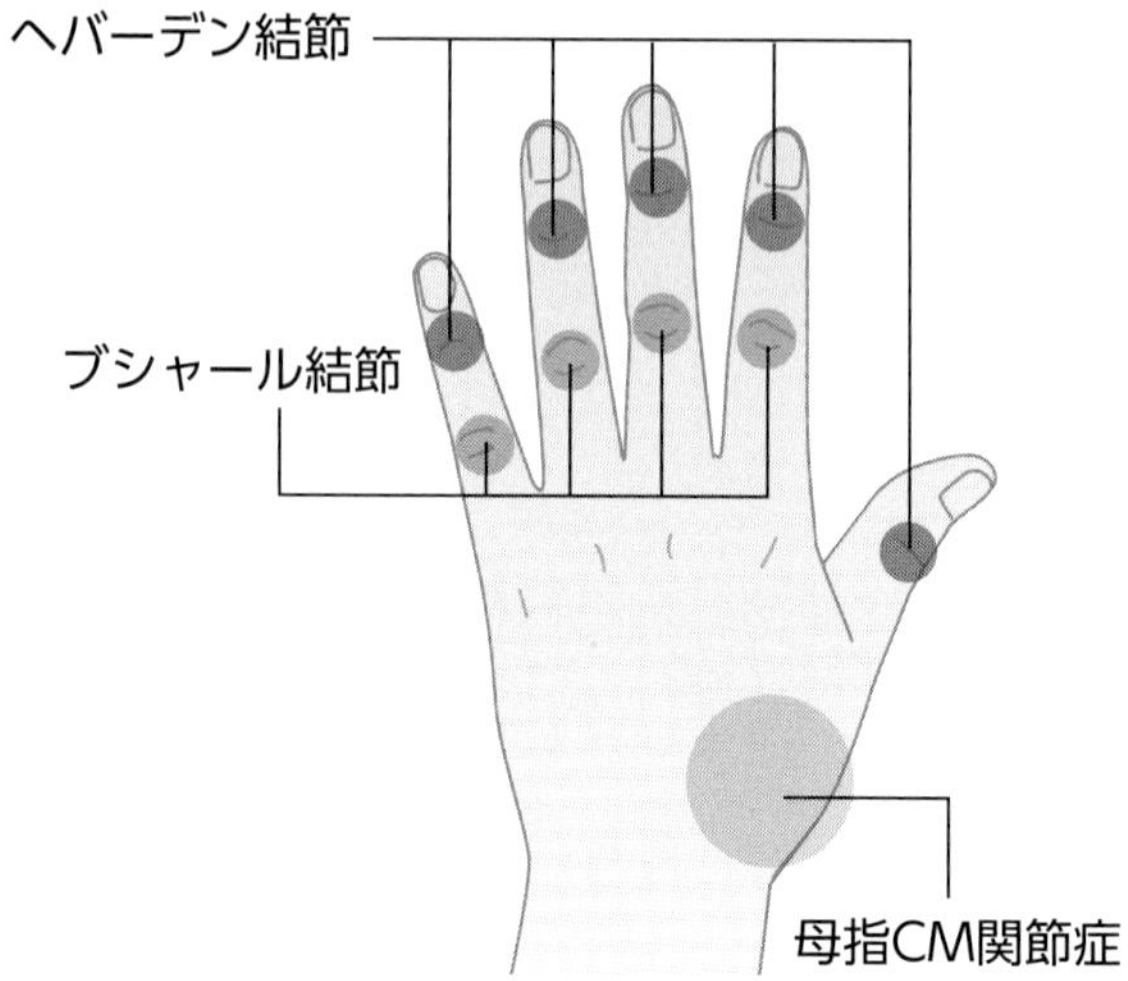

ヘバーデン結節の両方を発症する人もいます。なお、治療とセルフケアについてはヘバーデン結節とほぼ同じと考えてかまいません。ブシャール結節に悩んでいる人は、3章と4章をぜひ参考にしてください。

■母指CM関節症

親指は母指ともいい、手の機能上、非常に重要な部位です。親指は、ほかの4本の指と向かい合うような向きでついています。また、手のひら側に曲げたり、手の甲側に反らせたり、人さし指と大きく離したり、逆に人さし指にぴったりくっつけたりと、さまざまな動きができます。親指の先端と、人さし指の先端とをくっつけてOKマークを作れるのも、親指の機能のおかげ。このように、親指の先端を、ほかの4本の指の先端に合わせる動きを「親指の対立運動」と呼びます。フライパンを振るとき、柄をしっかり握ることができるのも、人さし指と親指の間が大きく開き、なおかつ、親指がほかの指と対立する動きができるからなのです。

親指の対立運動や可動域の広さを支えているのが、つけ根にあるCM関節です。サルやチンパンジーと人間とを比べたとき、手指の構造で最も異なっているのが、この母指CM関節の形状だといわれています。

しかし、母指CM関節は、その複雑な構造ゆえにかかる負荷が大きく、変形性関節症になりやすいといえます。親指に発症した変形性関節症を、特に母指CM関節症といいます。

母指CM関節症になると、関節の軟骨がすり減り、やがて亜脱臼《あだっきゅう》（脱臼に近い状態）になります。さらに進行すると親指のIP関節が曲がり、白鳥の首のような形に変形することもあります。

母指CM関節症の症状には次のようなものがあります。

【母指CM関節症の症状の例】

- 親指が外（4本の指と反対の方向）に開きにくい
- びんのふたを開けようとすると親指のつけ根が痛む
- ドアのとっ手やフライパンの柄などを握ると親指のつけ根が痛む
- ホチキスやハサミ、洗濯バサミを使うとき、親指のつけ根に痛みがある
- 親指のつけ根あたりが腫れている

母指CM関節症もヘバーデン結節やブシャール結節と同様に、50歳前後の女性に起きやすく、これまでは決定的な治療法がないとされてきました。

病院ではレントゲンを撮って湿布や痛み止めを処方されますが、こうした対症療法ではなかなか効果が出ません。そうすると次は、患部の負担を軽減するため「装具」着用を勧められます。これは伸縮する布製サポーターのような柔らかいものではなく、プラスティックでできた硬いもので、ギプスのようにも見えます。それをできるだけ日中も夜間も装着するように指導されますが、つけ心地もよくないです

し、なにより見た目にもかなり物々しい感じで、なかなか女性の方には受け入れられるものではありませんでした。「この装具をずっと装着していなければならないなんて」と悲しい思いをされている人がたくさんいます。

今現在そんなつらい状態にある方も悲観しないでください。CM関節症の装具は外すことができます。私のクリニックでは5分でできる簡単な処置で痛みが大幅に改善し、装具を外せたという方がたくさんいらっしゃいます。

また、CM関節症はラケットなどを持つスポーツ（テニスやゴルフ）でも発症しやすくなるため、ヘバーデン結節に比べて男性の方にも生じやすい病気です。プロゴルファーの丸山茂樹選手も、左手CM関節症の痛みに7年間苦しみました。アメリカで手術まで受けたものの改善せず、2016年に競技を引退されています。その後、私たちの新しい治療について知り、2017年にこの本で紹介する5分でできる動注療法を受けられて、現在は痛みなくゴルフができるようになっています。詳しくは本書の後半で紹介していますので、参考にしてみてください。

■ばね指

ばね指は、MP関節の手のひら側にある腱が炎症を起こし、IP関節（人さし指、中指、薬指、小指は通常PIP関節）の曲げ伸ばしに支障が生じる病気です。

すでにお話ししたように、関節をつなげているのが靱帯《じんたい》です。では、骨と筋肉をつなげているのはなんでしょうか？　答えは「腱」です。関節の曲げ伸ばし運動を支えているのは主に筋肉と靱帯と腱です。腱のまわりには、腱を包む「腱鞘《けんしょう》」があります。腱はベルト、腱鞘はベルトとおしのようなものだと考えてください。手足や指の関節を動かすと、骨と腱とが動くのにあわせて腱鞘も動きます。

この際、腱鞘のすべりが悪くなったり、腱と摩擦を起こしたりする状況が続くと、腱と腱鞘の間に炎症が起こります。これがいわゆる「腱鞘炎」です。

ばね指の場合はMP関節の近くの腱鞘に炎症が起きます。初期段階では、腱鞘部分における腱の動きが悪くなり、痛みや腫れが生じたり、熱を持ったりします。この状態が悪化すると、その一つ上のIP関節に影響が出ます。根もとの部分で腱が引っかかってしまうためです。指を曲げようとするとカクッとなったり、曲がったままもとに戻らなくなったり……。曲がったままの指を無理矢理伸ばそうとすると、

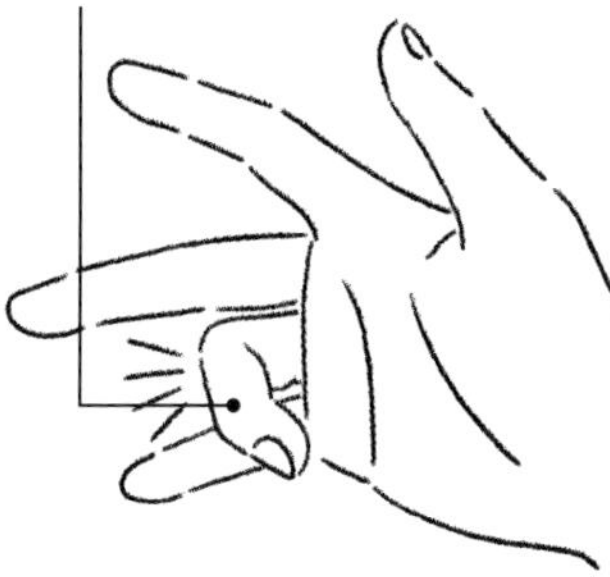

指がばねのようにパチンと跳ね上がることもあります。

ばね指は「弾発指」「スプリングフィンガー」「肥厚性腱鞘炎」とも呼ばれ、更年期の女性に多く見られるほか、妊娠出産期の女性にも多く生じます。また、糖尿病、リウマチ、透析患者さんにもよく発生します。仕事やスポーツなどで手指をよく使う人に多いのも特徴です。

治療法については、まず、ばね指になった指を安静にし、負担を減らすのが一般的です。痛みやひっかかりがひどければ腱鞘内へのステロイド注射や、腱鞘の切開手術などをおこなうケースもあります。

2章

ヘバーデン結節の痛みの原因は血管にあった

血管が増えると痛みが出る？

1章では指の関節が変形しても痛くない人がたくさんいることを紹介しました。指の変形は男性と女性で同じ率で発生しているのに、痛みがある人は女性が圧倒的に多いのです。では、なぜ同じように変形していても、痛い人と痛くない人がいるのでしょうか？　ヘバーデン結節はなぜ痛いのか？　そして、なぜ女性に多いのでしょうか？

通常のレントゲンで見える変形だけではわからない痛みの原因があるはずです。その謎を解くカギが、血管だと考えてみてください。それも、形のいびつな、病的血管です。

次のページの2つの写真を見てください。左の写真は、手に痛みのある人の血管撮影写真です。血管撮影とは、造影剤というレントゲンに映る液体を血管の中に流して撮影するレントゲン写真です。黒い線が血管なのですが、よく見るとぐちゃぐちゃとしていびつに増えている場所があることがわかります。

隣の正常な手の血管と比べてみると、異常であることは一目瞭然です。

手の血管画像比較

手に痛みのない人の血管

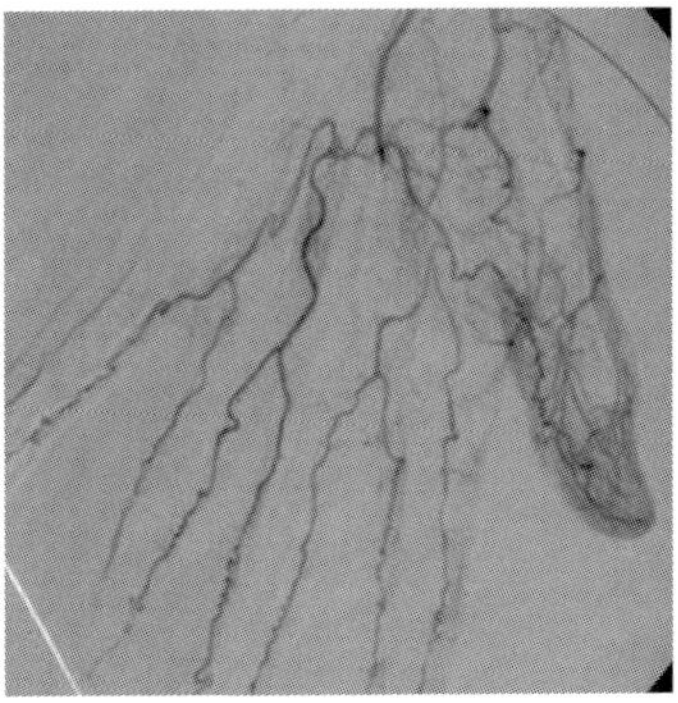

異常な血管は見られない

手に痛みのある人の血管

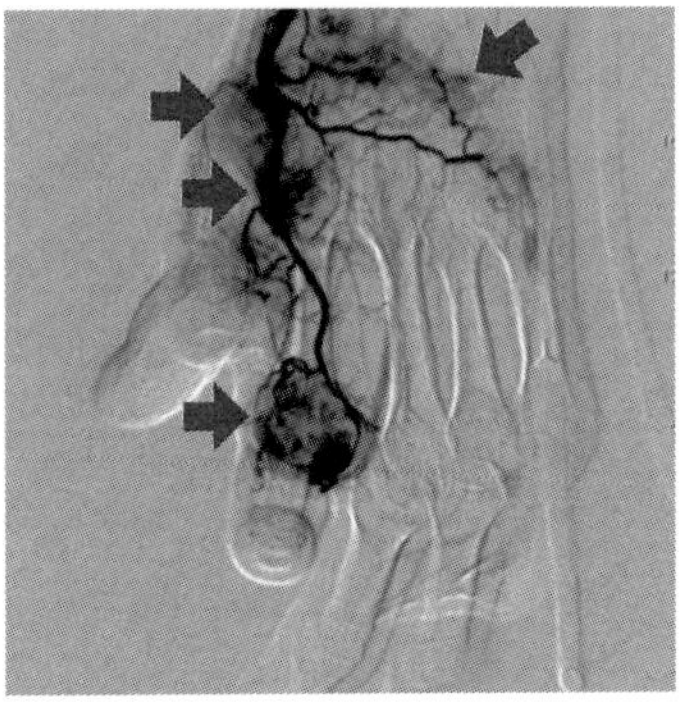

痛みのある部位に
異常な血管（矢印）が増えている

特に手首の場所と人さし指のつけ根に血管が増えていることがわかります。さらに興味深いことに、この方に「手のどの場所が痛いですか？」と質問すると、「人さし指と手首が痛い」と答えます。

実は血管がこのように異常に増えている場所と痛みが出る場所とは、ほとんどの場合一致するのです。

それがなぜなのかはこのあと解説しますが、血管が増えていることと、痛みがあるということが非常に強い関係があるのだということを覚えておいてく

ひざの血管画像比較

膝に痛みのない人の血管

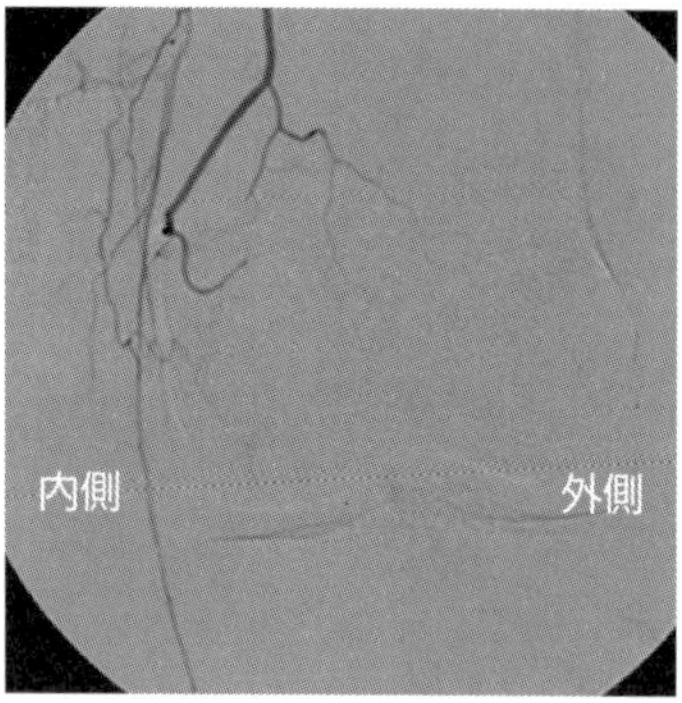

異常な血管は見られない

膝に痛みのある人の血管

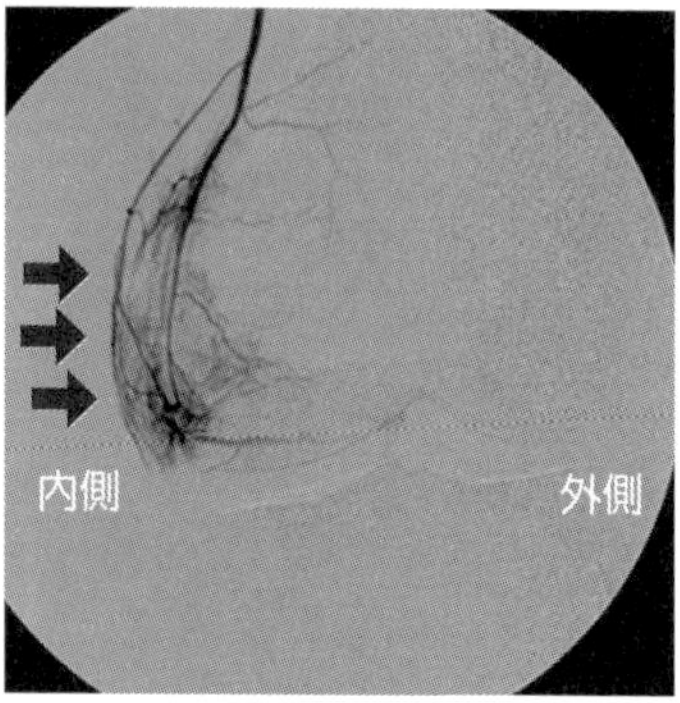

正常な血管に比べ、一部がモヤモヤと増殖した異常な血管がある（矢印）

ださい。

手だけでなく、膝でも肩でも、痛い場所では血管が増えているのです。

特に変形性ひざ関節症の患者さんでも、通常のレントゲンではなにも異常がなくても、痛みを訴える人がいます。そのようなケースでも血管を撮影してみると、やはり痛い場所に血管が増えていることがほとんどです。実際、ヨーロッパの放射線医学誌に掲載された論文でも、痛みの症状のある人の膝には、血管が増えていることが造影剤を使った研究で報告されています。

「ん？　でも、血管って役に立つものじゃないの？」と思った人も多いかもしれません。あとで詳しく説明しますが、実は人間の身体にできる血管は、「正常な血管」と「病的血管」に分かれるのです。正常な血管は生きていく上で欠かせないものですが、病的血管は必要ないばかりか、病気を悪化させる性質があります。さらに病的血管の周囲で神経も一緒になって増えてしまうため、痛みの原因になるのです。

これは、ヘバーデン結節だけではなく、腰痛や肩こり、五十肩やひざ痛など、多くの「長引く痛み」に共通する現象です。しかしこのことはこれまで十分に理解されていませんでした。

医療は進歩してきましたが、長引く痛みの医療はとても遅れていたのです。ですが今、そのような状況は変わりつつあります。

ここからは、まずは「長引く痛み」について皆さんに知っていただきたいと思います。

「長引く痛み」とはなにか？

現在、私は「血管に着目して長引く痛みを治療する」という少し変わった診療をしています。都内、横浜、神戸にあるクリニックには、近隣だけでなく全国から患者さんが来院しています。

あまり知られていませんが、痛みには二つの種類があります。普通の痛みと、「長引く痛み」です。足の小指をタンスの角にぶつけたり、ドアに指を挟んだりしたときの痛みは普通の痛みです。骨折や打撲をしたときの痛みも、普通の痛みに分類されます。食あたりになっておなかが痛いのも普通の痛みです。「普通の痛み」といっても、「大して痛くない」という意味ではありません。骨折をすれば脂汗がにじむほど強い痛みを感じるでしょうが、それでも「長引く痛み」とは違います。

「長引く痛み」は、3か月以上続く痛みのことをいいます。長引く痛みには、次のようなものがあります。

【長引く痛みの例】

- 五十肩、四十肩
- 肩こり
- 腰痛
- 気圧が低いときに感じるひざなどの痛み
- 寒くなるとうずく古傷
- 交通事故から1年以上経っているのにとれない首の痛み
- 運動や仕事などで使いすぎたことによる手首、指など関節の痛み

ヘバーデン結節による手指の第一関節の痛みも「長引く痛み」です。本書では、3か月以上続く痛みのうち、特に、腰、肩、首、ひざ、手、足、指など、体を動かす場所に生じる痛みを「長引く痛み」と呼ぶことにします。

長引く痛みがある部位にはモヤモヤ血管がある

ここからは、私が長引く痛みと血管との関係に気づくことになったきっかけ、それとともに新しい治療として確立するに至った経緯についてご説明しようと思います。

私はもともと、がんのカテーテル治療を専門としていました。

カテーテル治療とは、カテーテルという細くてやわらかいチューブを動脈の中に通して目的の場所に薬を投与する治療のことです。がんは体のさまざまなところに転移しますが、カテーテル治療であれば、がんのすぐ近くまでカテーテルを運んで、チューブの先端から抗がん剤を流すことが可能です。抗がん剤をピンポイントで投与できるぶん、投与する量は少なくてすみ、体への負担を減らせます。

カテーテルの先端から小さなサイズの粒子（抗がん剤ではありません）を流し、血管をふさぐ治療もおこなっていました。がん細胞はたくさんの細かい血管を新しく作り出すため多くの栄養を必要とするためです。そこで、カテーテルの先端から小さなサイズの粒子を流し、新しくできた血管をふさぐことで、がんに栄養が行き渡らないようにするのです。

カテーテルによってがんの血管をふさぐ治療をする中で、患者さんから「治療のあとに痛みが改善するんだよ。ありがとう」と感謝される機会がたびたびありました。そのときの私は、「カテーテル治療によってがんが小さくなったから、痛みも改善しているのだろう」と漠然と考えていました。

ところが、ある乳がん患者さんの治療がきっかけで、「痛みが改善したのはがんが小さくなったからではない」と気づいたのです。

その患者さんは40歳の女性で、当時私がいた病院に1か月おきに通っていました。ある日、「左の肩が少し動かすだけで痛い」とおっしゃるので、がんが骨へ転移したかもしれないと思ってすぐさまMRIを撮影しました。しかし、幸い転移はありません。どうやら五十肩になってしまったようです。

わきの下にある動脈からは、乳房のがんに栄養を送る血管が出ています。また、肩の血管もそのすぐ近くから出ています。そこで、患者さんの承諾をとったうえで、いつものカテーテル治療にプラスして肩の血管も撮影してみることにしました。

カテーテルを少し動かし、造影剤を使って肩の関節に栄養を送る血管を撮影しました。すると、肩の一部に、普通では見られないような異常な血管があることがわ

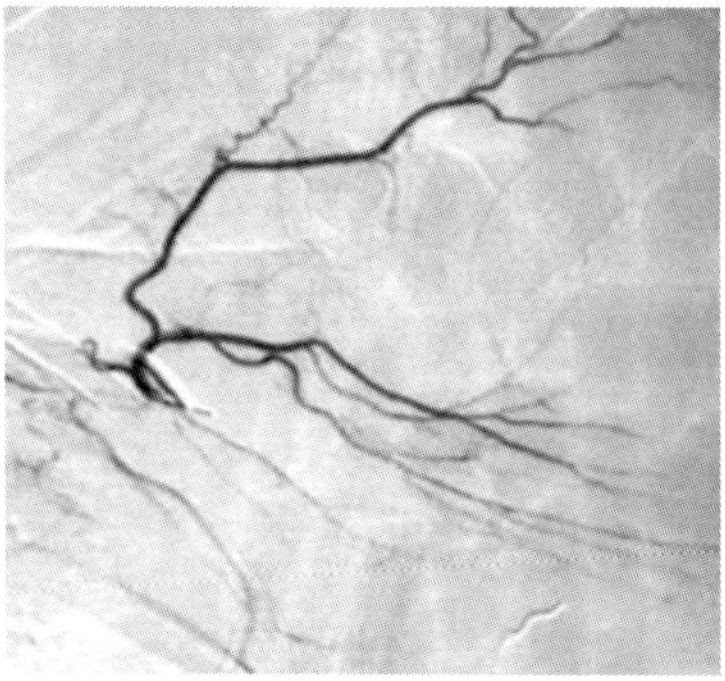

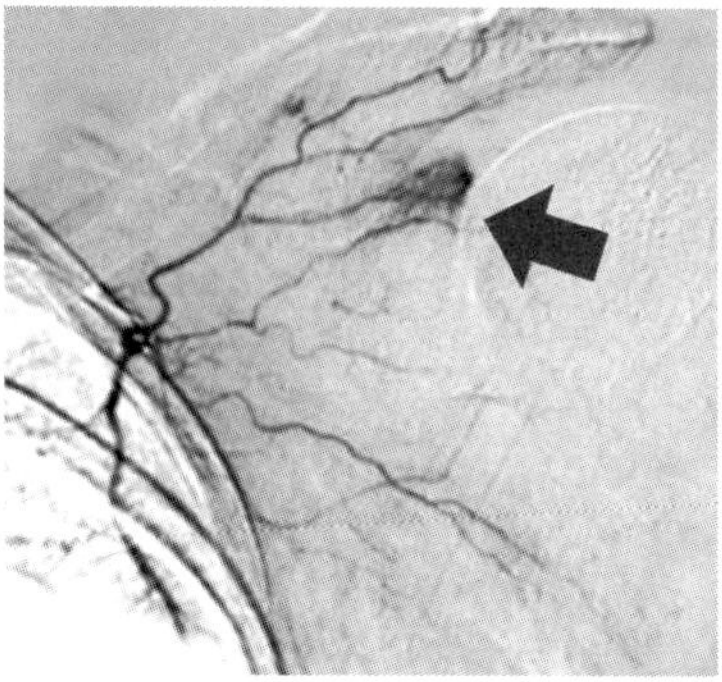

かりました。

上の画像の右側がその患者さんの血管の写真です。左側が正常な肩の血管の様子です。比べると、矢印で示した1か所だけに、モヤモヤとした血管が増えてしまっているのがわかると思います。モヤモヤした血管は、がん細胞が作り出す細かい血管に似ていました。

五十肩は、肩関節の炎症が主な原因とされています。肩に炎症が起こっていて、そこにモヤモヤとした血管が増えているのなら、血管の流れを遮断することで痛みが緩和されるかもしれない。そう考えた私は、患者さんの承諾を得て血管の流れを遮断する薬を流しました。

治療しながら、痛みが緩和されるとし

ても1か月はかかるだろうと私は思っていました。ところが、です。治療を終えてカテーテルを抜くころには、患者さんが「肩の痛みが全然違う！ とてもラクになりました」と大喜びしているのです。これには私自身とても驚きました。通常、五十肩の痛みは最短でも9か月は続きます。それにもかかわらず、痛み止めや麻酔薬を使わず、ほんの数分前に血管の流れを遮断しただけで痛みが改善したのですから。

これがきっかけとなり、私は痛みと血管の関係に着目するようになりました。痛みのある場所にはあのようなモヤモヤした血管があって、そこに血液が流れていること自体が痛みを引き起こしているのではないか？ だから、流れを遮断すると痛みがなくなったのではないか。

仮にモヤモヤ血管が痛みの原因だとすると、「こんなに痛いのに、『レントゲンやMRIでは異常はありません』といわれる」という、痛みに困っている人たちに共通する悩みにも説明がつきます。モヤモヤ血管は、造影剤を使った撮影でなければ画像には映りません。痛みがある部位をレントゲンやMRIで普通に調べても見えないのです。

以来、私はがんのカテーテル治療をおこないながら、長引く痛みに悩んでいる患者さんがいれば、患者さんの承諾をとってモヤモヤ血管を遮断する治療をはじめました。

治療をするにつれ、五十肩だけでなく、ひざ痛、肩こり、関節リウマチなど、実に多くの長引く痛みがモヤモヤ血管と関係があることがわかってきました。同時に、「なぜ、がん細胞もないところにモヤモヤ血管ができるのか?」「モヤモヤ血管を遮断すると痛みがとれるのはなぜか?」など、いくつもの疑問が浮かびました。そこで私は、2009年に母校の慶應義塾大学医学部の大学院にて、モヤモヤ血管の研究をはじめたのです。

研究の過程で、私はモヤモヤ血管の原因となる遺伝子を見出しました。その遺伝子の役割についてまとめた論文が、2012年、『ネイチャー・メディシン』という科学雑誌に掲載されました。この雑誌は、生物医学分野においてきわめて重要な最先端研究論文のみを掲載する、生物医学ジャーナル誌です。その後、以前勤めていた病院をやめて自分のクリニックを開設するという変化はありましたが、現在に至るまで「長引く痛み」に対するカテーテル治療を専門とし、多くの患者さんを診療しています。

モヤモヤ血管とは？

モヤモヤ血管についての研究は現在も進められており、さまざまな研究結果や知見が得られていますが、モヤモヤ血管の特徴をまとめると次のようになります。

【モヤモヤ血管の特徴】

①痛い場所にはモヤモヤ血管が増えていて、血液の流れも増えている
②モヤモヤ血管は、病気を悪化させてしまう病的な血管である

①について、「肩こりや腰痛などの痛みがある場所では、血液の流れが悪くなっているはずでは？」と疑問に思った人もいるかもしれません。確かにこれまで、肩こり、腰痛、関節痛などは血行不良が一因といわれてきました。「血行が悪くなると痛みが生じる」「血行を促進すれば、痛みを改善できるし疲労も回復する」。医師を含め、多くの人がそう信じています。

でも、本当にそうでしょうか？

私は普段から、長引く痛みを持つ人に対して超音波検査や血管撮影をして血管の流れを実際に見てきましたが、腰であれ、ほかの場所であれ、血管が収縮して血流が遅くなってしまっているケースを一度も見たことがありません。反対に、痛い場所にはモヤモヤ血管が新たにできてしまっており、血液の流れが増えているのを見てきました。これは私1人の見解ではなく、ほかの研究者も同様の報告をしています。「痛い場所では血液の流れが減少している」というのは迷信なのです。

②の「病的な血管」については、はじめて見聞きするという人も多いでしょう。前述したように人間の体には二通りの血管があります。生きるのに役に立つ正常な血管（生理的血管）と、病気を悪化させてしまう病的な血管（病的血管）です。

ご存じの通り、血管は体に栄養や酸素を供給するという非常に重要な役割を担っています。正常な血管は、規則正しく整然と並んでいます。秩序立った状態の血管であれば、体の隅々まで栄養を行き渡らせることができます。

一方、病的血管は、グシャグシャとしたかたまりのような状態になっています。これでは、栄養分や酸素を正常に配る機能は期待できません。

では、病的血管はなぜできるのでしょうか？

体内には、「血管内皮細胞」と呼ばれる血管を作る細胞があります。血管内皮細胞は、血管を作る際に「血管を新しく作りなさい」という指令を出す物質を生み出します。この物質を「血管内皮増殖因子（VEGF）」と呼びます。このVEGFが過剰に増えると、モヤモヤした病的血管が作られるのです。VEGFはがん細胞からたくさん出ます。また、炎症が起きているときもVEGFが過剰に出ています。このため、がんや炎症がある部位には、モヤモヤ血管ができてしまうのです。

モヤモヤ血管が痛みを引き起こすメカニズム

モヤモヤ血管は、がんや炎症がある部位にできてしまう病的血管です。そして、このモヤモヤ血管こそが長引く痛みの原因なのです。モヤモヤ血管が痛みを引き起こす理由は二つあります。

【モヤモヤ血管が痛みを引き起こす理由】

①モヤモヤ血管が炎症細胞の供給源になってしまうから
②モヤモヤ血管のまわりに神経線維が増えてしまうから

一つずつ順に説明していきましょう。

まずは①について。炎症とは、体内の組織が赤く腫れて、熱を持ち痛みが出る状態です。風邪を引いてのどが腫れるのも、皮膚にばい菌が入って腫れるのも炎症です。

炎症があるところには必ずモヤモヤ血管があります。モヤモヤ血管なしでは炎症は起こりません。

血管と血液の関係は、土手と河川に似ています。血管という土手がしっかりしていれば、河川、つまり血管の中を通っている血液やその成分が氾濫する心配はありません。しかし、土手が弱かったり、どこかに穴が開いていたりすると、河川が氾濫して周囲の町は水浸しになってしまいます。

正常な血管は「しっかりとした土手」、モヤモヤ血管は「弱い土手」です。モヤモヤ血管の周囲の組織は、血管からしみ出した成分で浸水しています。この浸水のせいで、炎症している部分が腫れてしまうのです。

また、炎症している部分にあるモヤモヤ血管は炎症細胞も呼び込みます。そして、その炎症細胞から痛み物質が放出されるため、痛みが起きると考えられています。

ただし、炎症細胞から放出される痛み物質だけが、痛みの原因ではありません。②の神経線維の増加も痛みの引き金となります。

私たちの体には、「血管と神経はついになって増える」というルールがあります。血管が増えると、血管に寄り添う形で神経線維も一緒に増えるのです。これを、専門的には血管と神経のワイヤリング、あるいはカップリングといいます。

「血管と神経は対になって増える」というルールは、長引く痛みを抱える患者さんのモヤモヤ血管にも適用されます。実際、腰痛から五十肩、ひざの痛みから顎《がく》関節症まで、幅広い「長引く痛み」において、「モヤモヤ血管のまわりに神経線維が増えている」という報告がなされています。

さらに、モヤモヤ血管のまわりで増える神経線維は、「裸」であることが知られています。

神経線維は、脳から伝わる信号や、体の各部位から送られる情報の通り道です。そして、神経線維には、脂肪組織に包まれているものと、包まれずに裸のままのものがあります。前者はゴム製物質でカバーされた電源コード、後者は、ゴム製物質で覆われずに銅線がむき出しになっているコードをイメージすると、わかりやすいかもしれません。

二つの神経線維は、信号や情報の伝達の仕方に違いがあります。

たとえば、ある姿勢をとったときや一定以上の負担がかかったときに感じる一瞬の痛みは、脂肪物質に包まれている神経線維からの痛みです。

「ジンジンする」「ズキズキする」「チクチクする」「重い」などと表現されることが多い長引く痛みは、「裸」の神経線維から信号が送られているときの痛みの感じ方です。

すでにお話ししたように、私はこれまで、モヤモヤ血管の流れを遮断した途端に痛みがラクになった患者さんを多く見てきました。こうした経験から、モヤモヤ血管の流れを遮断すると痛みがラクになる理由について、次のように考えています。


【モヤモヤ血管を遮断すると痛みがラクになる理由】

●長引く痛みがある＝モヤモヤ血管に血液が流れることで、モヤモヤ血管のまわりにある「裸」の神経線維から絶えず痛みの信号が送られている状態

⬇

●モヤモヤ血管の流れを遮断すると、「裸」の神経線維が出す痛みの信号が途絶える

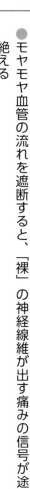

●痛みが非常に早いタイミングで改善する

これまでの経験から、モヤモヤ血管の流れを遮断すると、患者さん本人も驚いてしまうほど早いタイミングで、痛みが改善することは間違いありません。

もちろん、長引く痛みの原因のすべてがモヤモヤ血管というわけではありません。たとえば、半月板が切れていると、深くしゃがみ込んだときにひざの後ろ側がピキッと痛むことがあります。このように、体内のなんらかの組織に破綻があって起きる痛みは、たとえ3か月以上続いていたとしても、モヤモヤ血管とは関係がありません。

また、なんらかの原因により神経が障害され、それによって起こる痛みもあります。帯状疱疹《たいじょうほうしん》が治ったあとの痛みや、糖尿病の合併症にともなう痛み、脊髄《せきずい》損傷による痛みがその代表例です。こうした神経の障害がもとで起こる痛みを「神経障害性疼痛《とうつう》」といいますが、こちらも長期化している、していないにかかわらず、モヤモヤ血管とは関係ありません。

長引く痛みを抱え、全国からクリニックを受診している年間3000人以上の患者さんの状態を調べると、長引く痛みの9割以上は、モヤモヤ血管が引き起こしています。しかし、残りの1割は、構造の破綻による痛みや、「神経障害性疼痛」だと考えています。

モヤモヤ血管の有無の見分け方

ここまで読んでくださった人は、「自分の痛みも、もしかしたらモヤモヤ血管のせいかも……?」と思っているのではないでしょうか。そこで、モヤモヤ血管があるかどうかを自分でチェックする方法をいくつか紹介しておきましょう。

1つめは痛みのある場所を指で押してみると痛みが発生する、あるいは、もともとある痛みが強くなるかどうか。これを「圧痛」と呼びます。圧痛のある場所には、ほぼ間違いなくモヤモヤ血管があります。じっとしているときも痛いという場合も、モヤモヤ血管がほぼ間違いなく関係しています。

また、患部に軽い刺激が加わっただけで強い痛みが走る場合も、モヤモヤ血管が関与しています。触れただけで痛い、ちょっとぶつかっただけなのに激痛が走る、家事や着替えなどの日常動作をしているだけで痛いというようなケースです。

また、痛い場所が腫れている、熱を持っているというのもモヤモヤ血管ができている証拠です。

さらに、朝起きたときにこわばりがある、硬くなっているというのも、モヤモヤ血管が原因であるときの特徴なのです。

こうしてみると本書のテーマであるヘバーデン結節も、モヤモヤ血管と大いに関係があることがわかります。ヘバーデン結節を発症していて、なおかつ長引く痛みを訴える患者さんの指を撮影してみると、モヤモヤ血管ができていることがほとんどなのです。モヤモヤ血管があるかどうかを確かめたい人は、今述べた症状に当てはまるものがないかどうかチェックしてみてください。一つでも当てはまれば、モヤモヤ血管があると考えていいでしょう。

一方で、変形をともなうヘバーデン結節を発症しているけれどもモヤモヤ血管ができていない患者さんもいます。1章で、「変形が強ければ強いほど痛みが強いとも限らない、変形がそれほどでもないのに強い痛みを感じる人もいれば、変形していても痛くない人がいる」と説明しましたが、この違いも、モヤモヤ血管の有無で説明できます。変形が生じていてもモヤモヤ血管ができていなければ、長引く痛みに悩むことはほとんどありません。反対に、モヤモヤ血管があれば、変形がわずかであっても痛みは長期間におよびます。

また、ヘバーデン結節で痛みを訴えるのは、圧倒的に女性が多いのです。ここから、「モヤモヤ血管ができやすい人とできにくい人がいて、女性は男性よりもモヤモヤ血管ができやすいのではないか」という仮説を立てられます。

モヤモヤ血管ができやすい人と、そうでない人とにはどのような違いがあるのでしょうか。

モヤモヤ血管ができやすい人がいる！

すでにお話ししたように、私たちの体には、「血管を新しく作るように」という指令を出す物質があります。その一方で、「血管を新たに作らないように」という指令を出す物質もたくさんあるのです。モヤモヤ血管の発生を防ぐには、「血管を新たに作らないように」という指令を出す物質を絶えず出していないといけないのですが、さまざまな原因から、その物質が枯渇してしまうことがあります。すると、モヤモヤ血管ができやすくなってしまうのです。

「さまざまな原因」の一つは加齢です。40歳くらいから、「新しく血管を作らないように」という指令を出す物質の減少がはじまるようです。「四十肩」「五十肩」という言葉があるように、多くの人は、40歳を超えたあたりから長引く痛みに悩まされるようになります。ひざ痛を感じはじめる年齢は、30代が8・7%なのに対して、40代は25%、50代は28・9%となっています。

私たちの体は40歳から、50歳くらいまでは、モヤモヤ血管ができないように、なんとかがんばっています。しかし、その年齢を超えると、がんばりがきかなくなるのでしょう。結果として、モヤモヤ血管ができやすくなり、長引く痛みを抱える人が増えてしまうのです。

また、生活スタイルの変化も、私たちの体をモヤモヤ血管ができやすい状態にしています。IT技術の進歩により、パソコンやスマートフォン、タブレット端末の画面を見る時間が長くなっています。こうした機器を使うとき、ほとんどの人が首を前に突き出し、肩が丸まった姿勢になっています。頭の重さは体重の10%ほど。体重50キログラムの人なら、頭の重さは約5キログラムとなります。正しい姿勢をしていれば頭の重さは全身に分散されますが、首を前に突き出していたり、肩が丸まっていたり、ねこ背になっていたりすると、首や肩に余計な負担がかかります。

こうした状況が続けば、首や肩に痛み・こりが生じるのは容易に理解できるでしょう。これは過剰な負担によって、モヤモヤ血管も作られてしまうからなのです。へバーデン結節で長引く痛みが生じるのも、同様の理由です。40歳を超えて新しい血管を作り出さないようにする物質が減ってしまったこと。仕事や動作、趣味などによって手指への負担が増え、モヤモヤ血管が増えてしまったこと。この二つの理由により、指の第一関節の変形に加えて、長引く痛みが生じてしまいます。

女性ホルモンの減少でモヤモヤ血管ができやすくなる

また、近年の研究から、女性ホルモンがへバーデン結節と関わっていることがわかってきました。へバーデン結節の患者さんのうち、男性よりも女性のほうが痛みを訴える割合が高いのも、女性ホルモンのせいだと考えられます。

ホルモンは、脳の視床下部や甲状腺、副腎などから分泌され、体内のさまざまな臓器の働きを調整する物質です。成長ホルモン、甲状腺ホルモンなど、40以上の種類があります。

そのなかで「女性ホルモン」と呼ばれているのが、卵巣から分泌されるエストロゲンとプロゲステロンです。エストロゲン、プロゲステロンにはそれぞれ次のような特徴があります。

【女性ホルモンの特徴】

●エストロゲン（卵胞ホルモン）

・子宮に働きかけ、受精卵のベッドとなる子宮内膜を厚くする
・乳房の発達、皮膚、骨、筋肉、脳、自律神経などの働きに関係し、「女性らしさを作るホルモン」とも呼ばれる
・思春期から分泌量が多くなり、30代でピークに達し、更年期になると減少する

●プロゲステロン（黄体ホルモン）

・受精卵が着床しやすいように子宮内膜を整え、妊娠を助ける
・妊娠した場合は分泌が続き、子宮を赤ちゃんが育ちやすい環境に整える

・妊娠していなければ分泌量が減少し、子宮内膜を体外に排出させるのを助ける（月経血として排出される）

脳は、エストロゲンとプロゲステロンの分泌量を一定の周期で調整しながら、女性の心と体の健康をコントロールしています。しかし、更年期を境にホルモンのバランスが崩れます。更年期とは、卵巣の機能が徐々に終わっていく期間のこと。一般的には閉経の前後数年間に当たります。

更年期になり卵巣の機能が低下すると、エストロゲンが規則正しく分泌されなくなります。この影響により、ほてり、のぼせ、発汗、冷え、めまい、耳鳴り、頭痛、動悸、息切れ、イライラ、不安感、不眠、抑うつ、無気力、疲労感、皮膚の乾燥・かゆみ・湿疹、頻尿、尿失禁、膀胱炎など、さまざまな症状を呈します。いわゆる「更年期障害」です。

なお、エストロゲンは単体では働きません。「エストロゲン受容体」が必要です。エストロゲンが鍵だとしたら、エストロゲン受容体は鍵穴みたいなものだと考えてください。エストロゲン受容体にはαとβがあり、αは乳腺や子宮内膜に、βは骨や関節、滑膜に多く存在します。

エストロゲン受容体βは、エストロゲンと結合すると腱や滑膜の炎症、腫れを抑えます。しかし、エストロゲンが減るとその働きが弱まり、腱や滑膜にトラブルが生じやすくなります。妊娠中から出産後にかけて手指の腫れやこわばりなどの症状が一時的に出ることがありますが、これは、妊娠中から出産後にかけてエストロゲンが減少するためです。この場合は、月経が再開してエストロゲンの分泌量がもとに戻れば自然と解消します。

一方、更年期の場合は、エストロゲンの分泌量が自然に回復することはまずありません。そのため、腱や滑膜の炎症、腫れが常態化し、手指のこわばりが生じます。これが一因となって生じる疾患が、ヘバーデン結節やブシャール結節、ばね指、母指CM関節症だといわれています。

また、血管の内側の壁は、血液内のさまざまな物質によって日々傷つきます。この傷は血管の内側の細胞（血管内皮細胞）によって修復されるのですが、エストロゲンがこの修復を手伝っていることは、すでによく知られています。ところが閉経が近づくとエストロゲンの分泌量が減少し、この血管壁の修復の作業が衰えていきます。男性の場合はもともとそのような機能が弱いため、大きな変動はないのですが、女性の場合は更年期にその変動が起きることで異常な血管ができやすくなってしまいます。

加えて、エストロゲンには痛みを軽減する働きもあるため、更年期になってエストロゲンが減ると痛みを感じやすい状態となります。更年期障害で起こる疲労や睡眠不足も、痛みを感じやすくします。

先に、ヘバーデン結節で痛みを訴えるのは圧倒的に女性が多いとお話ししましたが、それは、更年期によるエストロゲンの減少が大きく影響していると考えられます。

しかし、エストロゲンの減少だけでは、ヘバーデン結節の痛みがこれほど女性に圧倒的に多い理由を説明できません。もしエストロゲンの減少だけが原因であれば、他の関節の変形や痛みも同様に女性にきわめて多いはずです。

確かに同じ変形性関節症である膝や股関節の変形も、女性のほうが多いことが知られています。しかしそれらの発生頻度の男女比は、ヘバーデン結節ほど圧倒的な差が開くことはありません。変形性膝関節症は1：4で女性に多く、変形性股関節症は1：7で女性にかなり多いのですが、ヘバーデン結節になるとさらに男女差が開き、1：10と圧倒的に多くなります。

実はこれから紹介するように、女性の手は男性の手よりも過敏な状態になりやすいことが知られているのです。

女性の手に生じやすい過敏な状態＝CRPS

人間の体は、時として誤作動を起こしてしまうことがあります。免疫系が誤作動して暴走し、自分自身の体を攻撃してしまう自己免疫疾患などは有名ですし、心臓の鼓動の調整が暴走してしまう頻脈発作なども知られています。また、尿を作る指令系統が誤作動で暴走してしまい、大量の尿が作られてしまう病気もあります。

こうした誤作動の一つに、けがや外傷への反応の暴走といえるかもしれません。CRPSと呼ばれる状態があります。CRPSとは初めて聞く人がほとんどだと思います。CRPSはComplex Regional Pain Syndromeの英語の頭文字をとった略語です。日本語ではそのまま訳して「複合型局所疼痛症候群」と呼ばれています。

専門用語なので名前自体を覚える必要はないのですが、どのような状態かというと、けがや外傷への反応が暴走し、極端に強く出て、期間も長引いてしまう状態です。

たとえば、打撲したことを思い出してください。打撲した場所は熱を持って腫れあがり、ズキズキと痛むようになります。皮膚は赤くなり、その場所は日常動作などの軽い刺激でも痛むようになります。これは人間に限らず多くの動物が備えている反応です。このように痛みが出ることで、人間や動物は痛む箇所を自然にかばい、一定期間使わないようになり、それによって傷の修復が進むのです。しかしこのような反応は、1~2週間もしないうちに正常に戻っていくのが普通です。

ところがCRPSという状態になると、この反応が暴走して激しくなり、長期化します。2週間では収まらずに、より長い期間腫れが引かず、痛みも長引きます。人にもよりますが、そのような状態が数か月ないし1年以上続くことも珍しくありません。腫れや熱が長期間続き、人に触れるだけでも痛みが出て大変つらい思いをするのです。

実はこのCRPSは血管の調節の暴走と考えられています。血管の調節が狂ってしまうと、大量の血液がよけいに流れるようになり、熱を持ったり腫れたりしてしまうのです。

別にヘバーデン結節の人が、CRPSという病気にもかかっているといいたいわけではありません。この二つは明らかに別の病気です。

ここからが重要なのですが、CRPSという誤作動は、体のどの部位にも均等に起きるわけではないということです。もっとも頻繁に起きるのが手首から指先なのです。しかも男性よりも女性に4倍多く見られます。ですから「女性の手首から指までの範囲は、男性に比べて過敏になりやすい」（血管の調整が狂いやすい）ということがうかがえると思います。人間の体には過敏になりやすい場所があるのです。どうしてこのような誤作動が起きてしまうかはまだ解明されていません。

ところで、このCRPSの症状を読んで気づいた方も多いかもしれませんが、CRPSの特徴である「腫れている」「熱を持っている」「触れただけでも痛い」などは、ヘバーデン結節の症状とよく似ていませんか？

このようなことから、ヘバーデン結節の激しい痛みが女性に圧倒的に多いのは、更年期の女性ホルモンの減少だけでなく、もともと女性の手指が過敏な状態になりやすい、という理由が加わっているためではないかと私は考えています。

3章

たった5分の処置で ヘバーデン結節の 痛みをとる

モヤモヤ血管を減らす治療は海外にも広まっている

2章で紹介しましたが、私は2007年に、モヤモヤ血管とそれとともに増えた神経が痛みの原因となっており、そのモヤモヤ血管への流れをふさぐことで痛みが改善することをガン治療のなかで発見しました。2009年から母校の慶應義塾大学の大学院で基礎研究をおこなったのちに、2012年から臨床研究として実際に安全に治療できることや、その効果を欧米の医学雑誌に報告してきました。

そしてこの治療法を運動器カテーテル治療と名付け、国内だけでなく海外でも普及してきました。ヨーロッパの3カ国（イギリス、フランス、オランダ）の主要施設を訪問した折には、この治療に興味を持つドクターに招待していただいたり、まだこの治療を知らないドクターを訪ねプレゼンして回ったりしたこともあります。

今ではアメリカのノースカロライナ大学や、オーストラリアの画像研究センター、ヨーロッパ最大の医学研究機関のひとつであるオランダのエラスムス大学でも、このモヤモヤ血管への運動器カテーテル治療についての臨床研究がなされており、私たちの研究結果を裏付ける結果が出ています。さらにこの3施設では、プラシボ効果と呼ばれる効果（思い込みで痛みが改善する効果）を除いたとしても、しっかりと痛みを改善する効果があることが確認されています。

簡単にいえば、「思い込み」や「まやかし」ではなく、この治療に本当の除痛効果があることが確かなものとして認知されはじめているのです。

また、イギリスでは国家予算による疾病治療の研究機関ＮＩＨＲ（National Institute of Health Research）において、変形性関節症への運動器カテーテル治療の臨床研究がなされ、やはりここでも安全性と有効性が証明されています。また欧米だけでなく、ブラジルや韓国、台湾などの国でもこの治療をおこなわれています。

日本国内では10以上の大学病院や一般病院などの施設で運動器カテーテル治療がおこなわれており、これまでにこの治療を受けた人の数は４０００人を超えています。

さらに私は、自ら開発した運動器カテーテル治療を応用して、ヘバーデン結節やＣＭ関節症をはじめとした手の痛みの患者さんのために改良し、本書でこのあと紹介する「５分でできる動注治療」として考案しました。手の痛みには、そのような簡便な処置でもモヤモヤ血管を効果的に減らすことができることを確認し、国内外の学会で報告しています。動注治療もこれから海外で普及することが予想されます。

さて、ここからは、最初に開発した運動器カテーテル治療とはどういう治療なのかをもう少し詳しく説明したうえで、より簡便な手の動注治療が開発された経緯や、その仕組みについて書きたいと思います。

血管内からモヤモヤ血管を攻撃する運動器カテーテル治療

運動器カテーテル治療は、手術のようにメスを入れる処置ではありません。そうではなく、血管のなかにカテーテルという細くて柔らかいチューブを通して治療する方法です。カテーテルはきわめて細く、とても柔らかいため、血管を傷つける心配はありません。また、採血のときと同じような傷しかつかず、ばんそうこうを張って日帰り治療ができます。

血管の中にカテーテルを通すというと、とても怖い印象を受ける人も多いかもしれません。これはおそらく皆さんがよく知っているカテーテル治療が、心臓や脳などの重篤な病気を対象にしていること、またコイルやステントなどといった大きな医療器具を挿入するために太いカテーテルを使ってきたこと、それにともなって入院が必要な大変な治療だというイメージがあることが関係していると思います。

しかし、これから紹介する運動器カテーテル治療や、5分でできる動注治療ではこのような太いカテーテルは使いませんし、血管内に入れても副作用の起きる可能性が極めて低い薬剤を用いるため、心臓や脳のカテーテル治療と比べると安全（もちろん心臓や脳のカテーテル治療も十分に安全ですが、さらにリスクが少ない）であるといえます。

具体的には、太さ0・6ミリのカテーテルを血管内に通し、それを進めて痛みのある部位まで到達させます。そして、モヤモヤ血管へと薬剤を注入します。

薬剤は、「イミペネム・シラスタチン」という粉末を使います。20年以上前から認可が下りている抗生物質です。抗生物質なので細菌を退治する作用がありますが、モヤモヤ血管の治療に用いるのは、この粉末が非常に溶けにくい性質を持つからです。イミペネム・シラスタチン粉末を少量の液体と混ぜると、溶けずに小さな粒子になります。粒子の大きさは、0・05ミリと同じか少し大きい程度です。モヤモヤ血管の直径が0・05ミリくらいと考えられていますから、この粒子を注入することで、モヤモヤ血管の流れを一時的に詰まらせることができます。

「一時的」というのは、個人差もありますが、数十分から数時間ほどです。モヤモヤ血管のような異常な血管は、正常な血管に比べると退縮しやすいという特徴があります。そのため、流れを数時間遮断するだけで、減少するのです。

モヤモヤ血管が遮断されると、その先にある正常な毛細血管にきちんと血液がまわるようになります。すると、新しい血管を作るよう指令を出す内皮増殖因子（VEGF）の働きが正常化し、モヤモヤ血管が作られなくなります。モヤモヤ血管が減少すれば、モヤモヤ血管とセットで発生する神経線維も減少し、痛みが改善。これが運動器カテーテル治療の仕組みです。

「血管を詰まらせたりしたら、正常な血管も損害を受けてしまうのでは？」。そう心配される人もいるかもしれません。でも、その点については安心してください。

正常な血管は、生まれたときから血管として機能しています。体内のなんらかの異常によって発生した異常な血管とは、「血管としてのキャリア」も「血管としての経験値」も違います。流れが少し滞っても、再び血液が流れるようになる（再開通させる）仕組みを有しているのです。したがって、数時間の遮断でダメージを受けたりはしませんし、壊死や損傷が起きる心配もありません。事実、今までに4000人以上の患者さんが運動器カテーテル治療を受けていますが、それによって組織が壊死したり損傷したりといった事態が生じたことはありません。

なお、運動器カテーテル治療は、次のような症状を対象としています。

【運動器カテーテル治療の対象】

- 首の痛み、首から肩にかけてのこり
- 肩関節の痛み（五十肩、腱板炎《けんばんえん》、腱板断裂、肩関節周囲炎など）
- ひじ痛（テニスひじ、ゴルフひじなど）
- ひざ痛（変形性膝関節症、膝蓋下脂肪体炎など）
- 非特異的腰痛（ヘルニア、狭窄症《きょうさく》、骨折ではない腰痛）
- 坐骨神経痛
- 股関節痛
- 足（足首、かかと、足の裏の痛み、アキレス腱炎、足底腱膜炎など）
- 関節リウマチの痛み
- 手術後の傷あとの長引く痛み

手の痛みで困っていた患者さんの治療

運動器カテーテル治療をおこなうことで、ひざや股関節の変形性関節症の痛みも大きく改善したため、私はこの治療を同じ変形性疾患の仲間であるヘバーデン結節やCM関節症などの手の痛みにも応用できるだろうと考えはじめました。

実際に、ヘバーデン結節の患者さんのリクエストに応じ、カテーテルを小指まで近づけてモヤモヤ血管を減らす治療をすると、症状が大きく改善することが確認でき、カテーテル治療は手の痛みにも効果的であることを、経験上実感していました。

しかし、手の痛みをカテーテルで治療するためには、足のつけ根など、手からだいぶ離れたところからわざわざ長いカテーテルを挿入して、手まで到達させて治療をしなければなりませんでした。全身の血管はつながっていますから、技術的には安全で、問題はないのですが、距離が長く時間がかかるぶん、患者さんに負担もかかります。

そんなとき、ひとりの患者さんへの診療がきっかけで、より簡便で、しかも診察室で5分もかからずにできる動注治療を開発することになったのです。

指先の血管画像比較

治療後の指先の血管　　　　痛みがある指先の血管

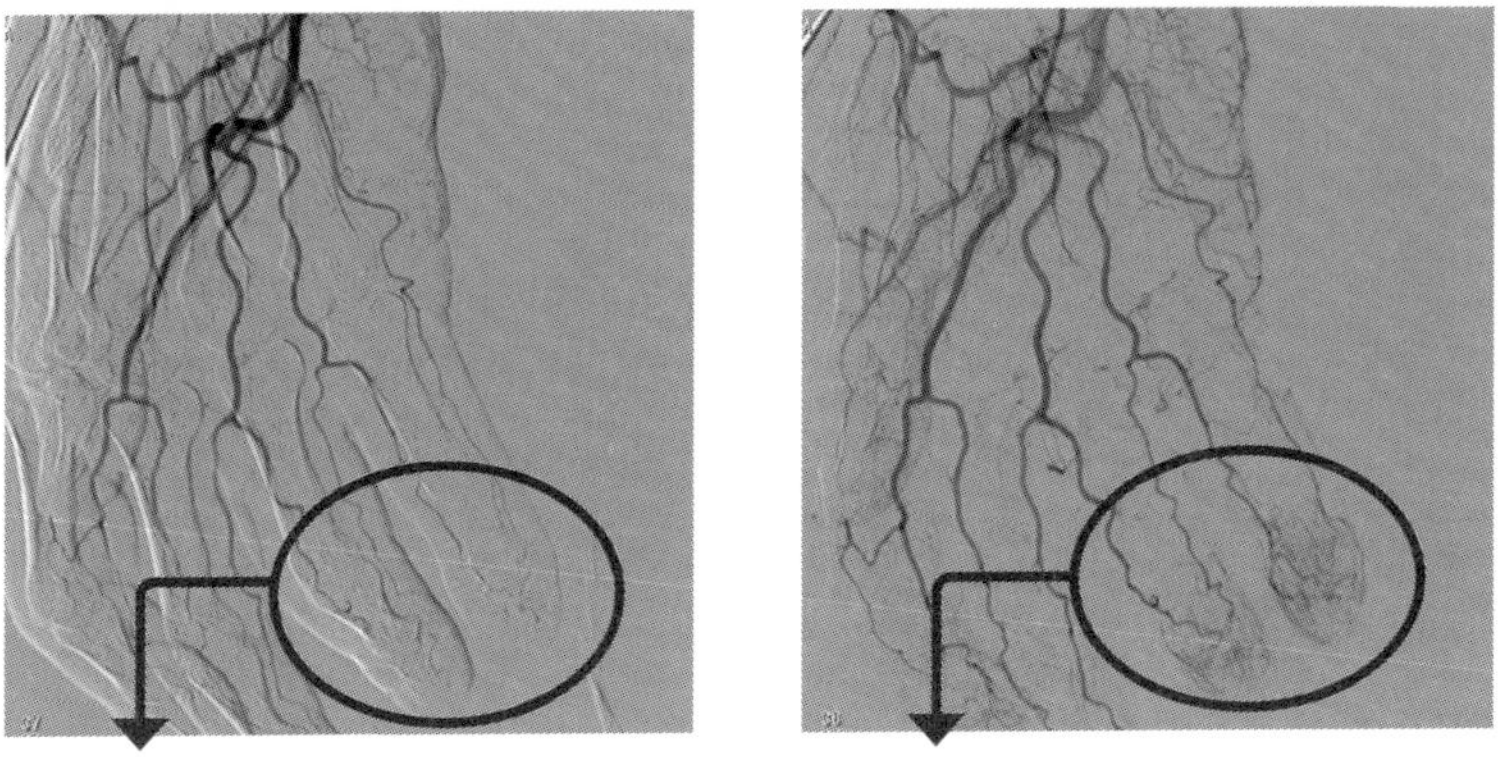

モヤモヤ血管が消え、
痛みもなくなった

痛みの原因になっている
モヤモヤ血管

その男性の患者さんは、右手の小指のヘバーデン結節に5年以上悩まされていました。しかし同時に、心臓から出た血液の通り道である胸部大動脈という場所に病気を患っていたため、足のつけ根からカテーテルを入れて、手まで到達させるといった処置は簡単にはできそうにありませんでした。

この患者さんの痛みをなんとか治療できないだろうか？　足のつけ根のような離れた部位からカテーテルを通さずにすむ方法はないだろうか？　と模索するうち「手首を通っている前腕の動脈にエコーを当てて、そこから点滴のように抗生物質を流せばいいのではないか」と考えるようになりました。

わざわざ遠くから長いカテーテルで指先に近づかなくても、手首の近くにある動脈の血流に乗せて薬を投与すれば、短い距離で指先に到達することができると考えたのです。

そこで後日、私はこの患者さんに書面で同意をいただいたうえで治療を計画しました。局所麻酔をして、小指に向かう手首の血管に点滴をするように抗生物質の粒子を流しました。少量の薬剤を小指に送り込んだのです、普段痛みのある小指に薬が到達している感覚が、本人にもわかるようでした。

処置は5分もしないうちに終わりました。しばらく安静にして帰るころには、それまでできなかった小指での「指切りげんまん」ができるようになっていました。患者さんがとても驚いていたのを今でも覚えています。

それ以来、たくさんの方に外来の診察室で動注治療をおこなってきました。

それでは、ここからは5分でできる動注治療の手順をまとめておきます。

5分でできる動注治療の実際

まず、手首を消毒して、局所麻酔をします。それから点滴で用いる細いチューブを動脈に挿入し、抗生物質でできた粒子を投与します。チューブの長さは1センチほどです。

動注治療により薬剤を流すと、親指、人さし指、中指、手のひらなどと順番に薬剤が広がっていきます。通常であれば薬指や小指にも薬剤が届きます。薬剤が各部位に届いたときに、「熱い」「ピリピリ痛む」などの違和感や痛みがありますが、これは5~10分ほどの一時的なものなので、まったく問題ありません。また、薬剤が届いた部位は、肌の色が赤紫に変化しますが、これも一時的な現象です。治療時間は5分程度と短く、傷も極めて小さくてすみます。もちろん入院の必要はなく、治療が終われば帰宅が可能です。

動注治療は通常2回で、1回目と2回目は、1か月~1か月半間を空けておこないます。1回の治療で痛みがほとんどなくなる人もいれば、2回目の治療後、数日~数週間経って違和感がなくなる人もいるなど、痛みがなくなるまでの時間は個人差があります。これは、モヤモヤ血管と神経線維とが減少し、それから組織が回復するまでにかかる時間が、人によって違うためだと考えています。この動注治療は母指CM関節症、ブシャール結節などのほかの手の痛みにも有効です。

もちろん運動器カテーテル治療や、動注治療は、すべての痛みに有効というわけではありません。たとえば、次のようなケースは痛みの原因がモヤモヤ血管ではないため、カテーテル治療や動注治療による効果は期待できません。

【モヤモヤ血管への治療効果が期待できない可能性があるケース】

- 変形が極めて重度で、かつ患部に日常的に非常に強い負担が繰り返しかかる人
- 脳になんらかの疾患を持っている人
- 関節内部になにかが挟まること（インピンジメント）が原因の痛み
- 加齢などにより、末梢神経の障害が起きて痛みが出ている人

治療の効果が期待できるかどうかは、私のクリニックをはじめ、異常な血管を対象としている医療機関で検査できます。痛みの原因を知りたい人は、一度検査を受

けてみてはいかがでしょうか。

なぜ「痛みをとる」ことが大切なのか

「痛みくらいがまんすればいいんじゃないの?」と思う人もいるかもしれません。「痛くても死にはしない」「痛みに耐えることは美徳である」。そんな風に考える人もいるでしょう。

確かに、一瞬の痛みであれば、がまんできることもあります。しかし、それが数か月、数年続いたらどうでしょうか? ヘバーデン結節であれば、10年以上痛みが続くこともあります。このつらさは、体験した人にしかわかりません。なにかをするたびに、あるいはなにもしなくても痛い。そんな状態がずっと続くのは、はっきりいって地獄です。

長引く痛みは、寿命を短くしてしまう可能性もあります。こんな研究があります。アメリカのMDアンダーソンという有名ながんセンターで、首や顔にがんができてしまった人たち2000人以上を「強い痛みのないグループ」と「強い痛みがあるグループ」とに分け、追跡調査しました。すると、「強い痛みのないグループ」と「強い痛みがあるグループ」とでは、亡くなるペースに違いがあることがわかったのです。

その結果をまとめたのが81ページのグラフです。縦軸は生存率を示しています。横軸は時間の経過です。上の線は、「強い痛みのないグループ」、下の線は「強い痛みがあるグループ」を示しています。どちらも右にいくほど下がっています。つまり、時間が経つほど生存者が少なくなっているわけです。ただ、「強い痛みがあるグループ」のほうが、速いペースで亡くなっていることがわかります。「強い痛み」は生存率を決める一つの要素なのです。ほかのがんを対象とした研究でも、同様の結果が確認されています。

また、こんな研究もあります。がんや心臓病など大きな病気を持っていない人たちを対象に、長引く痛みを持つ人と、持たない人とに分けて12年間の追跡調査をおこないました。その結果、長引く痛みを持つ人のほうが死亡率が高く、さらに、新たにがんになる確率や、心臓病で亡くなる確率も高いことがわかったのです。この研究でいう「長引く痛み」とは、特に腰痛や股関節の痛みなどを指しています。

なぜ、長引く痛みがあると寿命が短くなったり、がんや心臓病になりやすくなっ

痛みがないと寿命も延びる

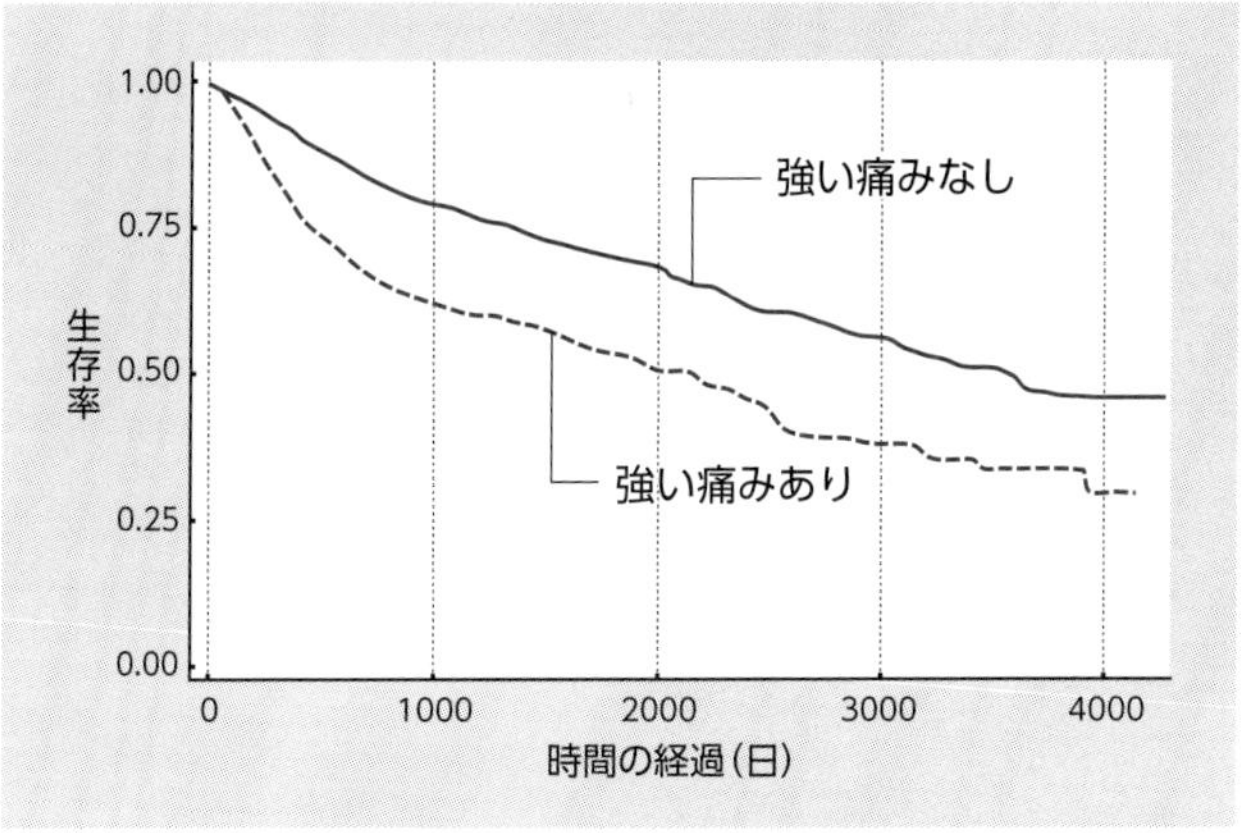

たりするのでしょうか。

痛みがあると、精神的なストレスが増えたり、落ち込んだりします。これが、寿命や、がんあるいは心臓病になる確率の差に表れるのではないかともいわれています。痛みの原因を「ストレスのせい」と決めてかかって原因究明を疎かにするのは避けるべきことですが、痛みがあるという状況が大変なストレスとなることは、誰もが納得できるはず。なかでも、ヘバーデン結節にともなう痛みをはじめとする「長引く痛み」は、「この痛みがいつ終わるのかわからない」ということが、いっそうのストレスを生みます。

2010年におこなわれたインターネット上でのアンケート研究では、長引く痛みを持つ人（5998人）のうち、76・7％の人が「痛みを感じているときは、やる気がなくなる」と回答しています。また、「痛みのせいでイライラしたり、うんざりしたり、ストレスを感じている」と答えた人は66・1％でした。

長引く痛みがあれば、当然、体を動かすのがおっくうになり、運動量が落ちます。運動不足の人はそうでない人に比べて発がんリスクが1・15～1・19倍になります。塩分の過剰摂取による発がんリスクは1・11～1・15倍、野菜不足は1・06倍、受動喫煙は1・03倍（国立がん研究センターの資料による）ですから、運動不足による発がんリスクが十分に高いことがおわかりいただけるでしょう。長引く痛みを持つ人が、がんや心臓病などの重篤な疾病になりやすいという研究結果には、以上のような理由もあると考えられています。

いずれにしても、痛みはQOL（Quality of Life＝生活の質、人生の質）を確実に下げます。私が以前担当していたあるがん患者さんは、2年もの間、股関節の痛みに悩まされていました。日本舞踊の先生だったそうですが、痛みのために踊れなくなり、舞台に上がれなくなったとのこと。そこで、がん治療の「ついで」に股関節の痛みの治療をしたところ、痛みが改善し、なんと日本舞踊の舞台に復帰されたのです。「がんはあっても、股関節の痛みがなければこんなに幸せなのね！」と驚いていらっしゃったのを、今も鮮明に覚えています。

ヘバーデン結節の痛みにずっと悩んでいた患者さんも、治療を終えて痛みがなくなると、本当に晴れ晴れとした表情をされます。このように、長引く痛みはときとして病気そのものよりも、人生の喜びを奪うことがあります。ですから、痛みをとるというのはとても大切なのです。

痛みをとるメリットは、ストレスがなくなるというだけではありません。モヤモヤ血管を治療して痛みがとれれば、無理のない範囲で指を動かせるようになり、関節や筋肉のこわばり、炎症が改善されます。こわばりや炎症が改善されれば、血管や神経の機能回復につながります。痛みをケアすることは、ヘバーデン結節治療の第一歩といえるのです。

ヘバーデン結節で動注治療を受けた患者さんの体験談

【症例1】 右手の中指と小指が、隣の指と触れただけでも激痛が走ったが治療後2〜3週間で痛みが和らぎ、2回の処置で腫れも引いた

(49歳　女性　化粧品会社勤務)

■治療前の状態

3年前からヘバーデン結節があり、エクオール、漢方薬、ステロイド注射などあらゆることをしましたが改善しませんでした。手の専門病院にも2か所通い、手術も考えましたが、担当の先生に手術をしても必ずしもよくなるわけではないといわれて受ける気になれず、どうしようかと途方に暮れていました。

痛いのは右手の中指と小指でした。隣の指との接触が非常に痛かったです。なにかをつかむ動作、荷物を持つなどで隣同士の指がぶつかると激痛が走り、つらい日々

を送っていました。

仕事でパソコンをよく使いますが、中指の痛みでキーボードをうまく打つことができず、仕事をするのがおっくうになっていました。また、美容系の仕事のため、ネイルにも気を使っていたのですが、指先が不自然に腫れているためネイルサロンで手を見せるのも嫌で、また仕事の際も人に変に思われるのではないかと思っていました。オクノクリニックのことはインターネットで知りました。今までの治療とはまったく異なる新しいアプローチだと知り、絶対に試してみたいと思いました。

■治療〜治療後経過

動注治療は少し熱いかなという程度で、ほとんどつらさは感じませんでした。まず翌日から指先の熱さがなくなっているのがわかりました。2週間から3週間ほどすると、指同士の接触が痛くなくなり、違和感くらいしか感じなくなりました。キーボードも久しぶりにスムーズに打てたのには感動しました。

合計2回受けたのですが、2か月ほど経つと指先の腫れが明らかに引いているのがわかりました。完全に正常には戻っていませんが、すごく腫れている状態から、突き指したかな？くらいの軽い腫れに変わりました。ネイルのときのためらいや恥ずかしさも感じなくなりました。

寒いときには少し違和感を感じることもありますが、動注治療はなん度でも受けられるとのことなので、たとえ痛みが出てきたとしてもまた治療をしてもらえばいいと思うと気持ち的にもラクです。

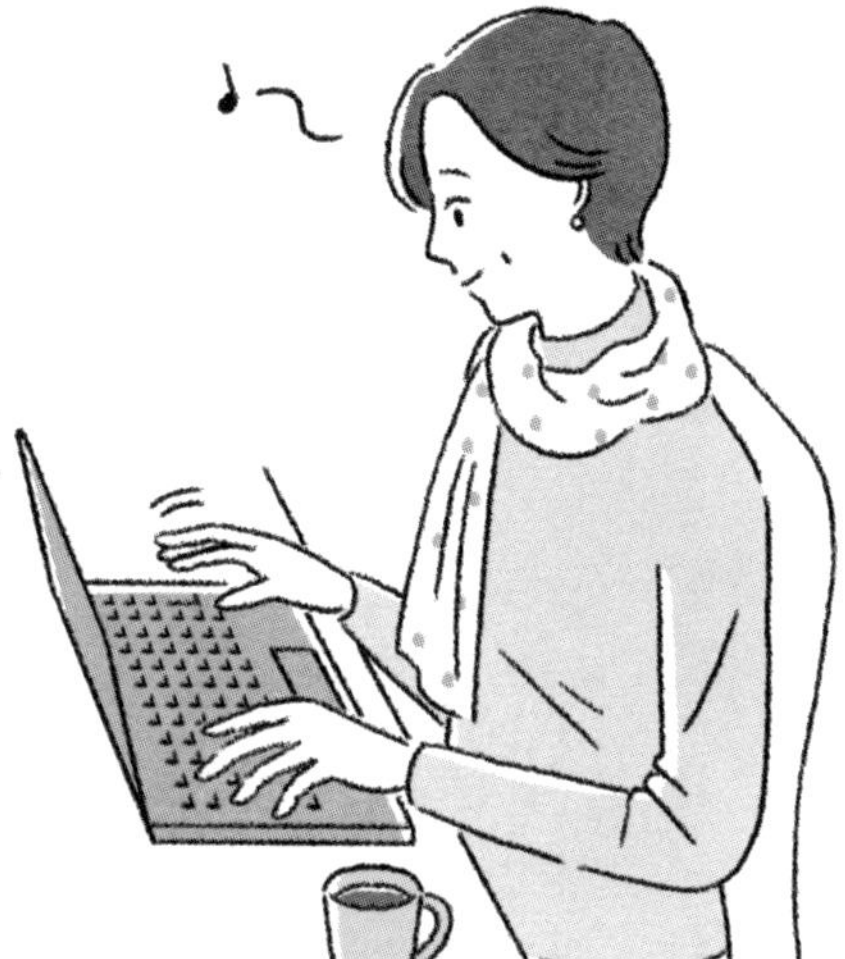

【症例2】

10年間、両手の親指以外のすべてが痛かったが約1か月で「10」の痛みが「1」に激減

（61歳　女性　主婦）

■ 治療前の状態

もともと趣味で押し花や絵付けをしていました。

10年前に右の人さし指に痛みを自覚するようになりました。痛みがあった場所は指先に一番近い、第一関節です。徐々にほかの指も痛くなりはじめ、約1年後には両手の人さし指から小指まで、親指以外のすべての指が痛くなりました。

痛みで、雑巾をしぼれない、鍋のふたや包丁が持てない、びんのふたを開けることができないなどの症状があり、ひどいときは、お箸を持つ人さし指が触れるだけで痛く、仕方なくフォークやスプーンを使うこともありました。趣味の押し花もできなくなりつらかったです。

また、夜中も痛みで目が覚めて困っていました。整形外科に行っても「ヘバーデン結節は年齢のせいでしょうがない」といわれるばかりで、痛み止めや湿布は、ほとんど効果がありませんでした。

整形外科やさまざまな治療院には10か所以上行きました。テーピングやマッサージなど、できることは全部やりましたが、いっこうによくならずにあきらめていました。いつ痛みが治るんだろう、早く治ってほしい、と祈るような日々を送っていたときに、インターネットで調べてオクノクリニックを知り受診しました。

■治療〜治療後経過

動注という治療を受けました。初回の動注をして2週間くらい経つと、いつもの強い痛みをほとんど感じなくなっていました。また夜間に痛みで目が覚めることもなくなりました。ただし手を動かしたときの痛みが残っていたため、1か月後に2回目の動注治療を受けました。

合計2回の動注治療で、治療する前の痛みを「10」とすると、「1」程度に改善しました。以前に比べて夜眠るときの痛みが軽くなったこと、また、雑巾をしぼる、瓶のふたや、ペットボトルのふたを開けるなどの当たり前のことができるのがうれしかったです。

オクノクリニックでの動注治療を知る前は、治すことはできないとあきらめて、痛みが治まるのをなん年も待っていたため、もっと早く知りたかったとも思いました。

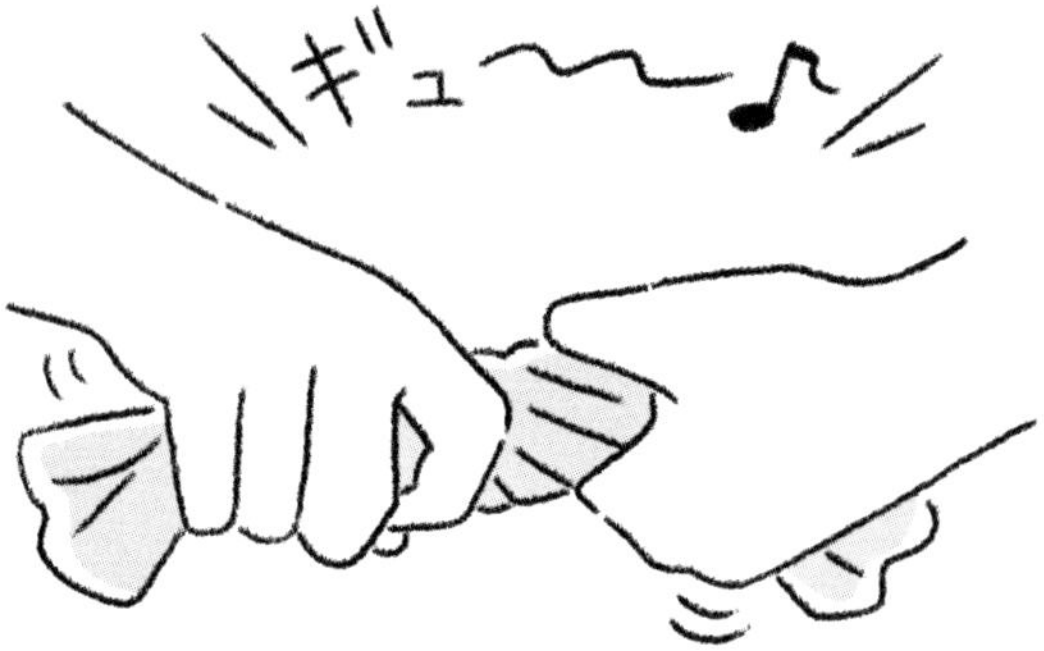

【症例3】
注射翌日に「こわばり」が消え、2週間で痛みが軽くなり 1年ぶりに両手でシャンプーができた

（55歳　女性　会社経営）

■ 治療前の状態

痛みがあったのは1年前からです。

左手の中指、薬指、小指に痛みがありました。指先が触れるだけで痛く（摩擦が痛い）、食器を洗えない、食器を片付けられない、ストッキングを引き上げることができない、など日常生活に支障をきたしていました。シャワーの際に両手で髪の毛を洗うことができず、右手だけで反対側も洗っていました。

病院に行っても治りませんとはっきりいわれて、これから先何年がまんすればいいのかもわからず途方に暮れていました。

右手には痛みはなかったのですが、朝起きたときのこわばりがありました。右手も将来的には左手のようになるのでは？　と不安でした。

大学の医学部に通う息子がインターネットでオクノクリニックの動注治療のことを見つけて、理にかなっているといったため、受診しました。

はじめての動注治療の際は、薬が流れた場所が数分間熱くなったのを覚えていますが、そこまでつらくありませんでした。

■ 治療〜治療後経過

両手を治療してもらい、まず翌日から右手の朝のこわばりがとれているのがわかりました。その後、2週間くらいして左手の指先の摩擦による痛みがなくなりました。食器を片付けたり、ストッキングを上げることができるようになりました。また久しぶりに両手でシャンプーができました。あまり感傷的になる性格ではなかったのですが、シャワーを浴びながらうれしくて泣いてしまいました。

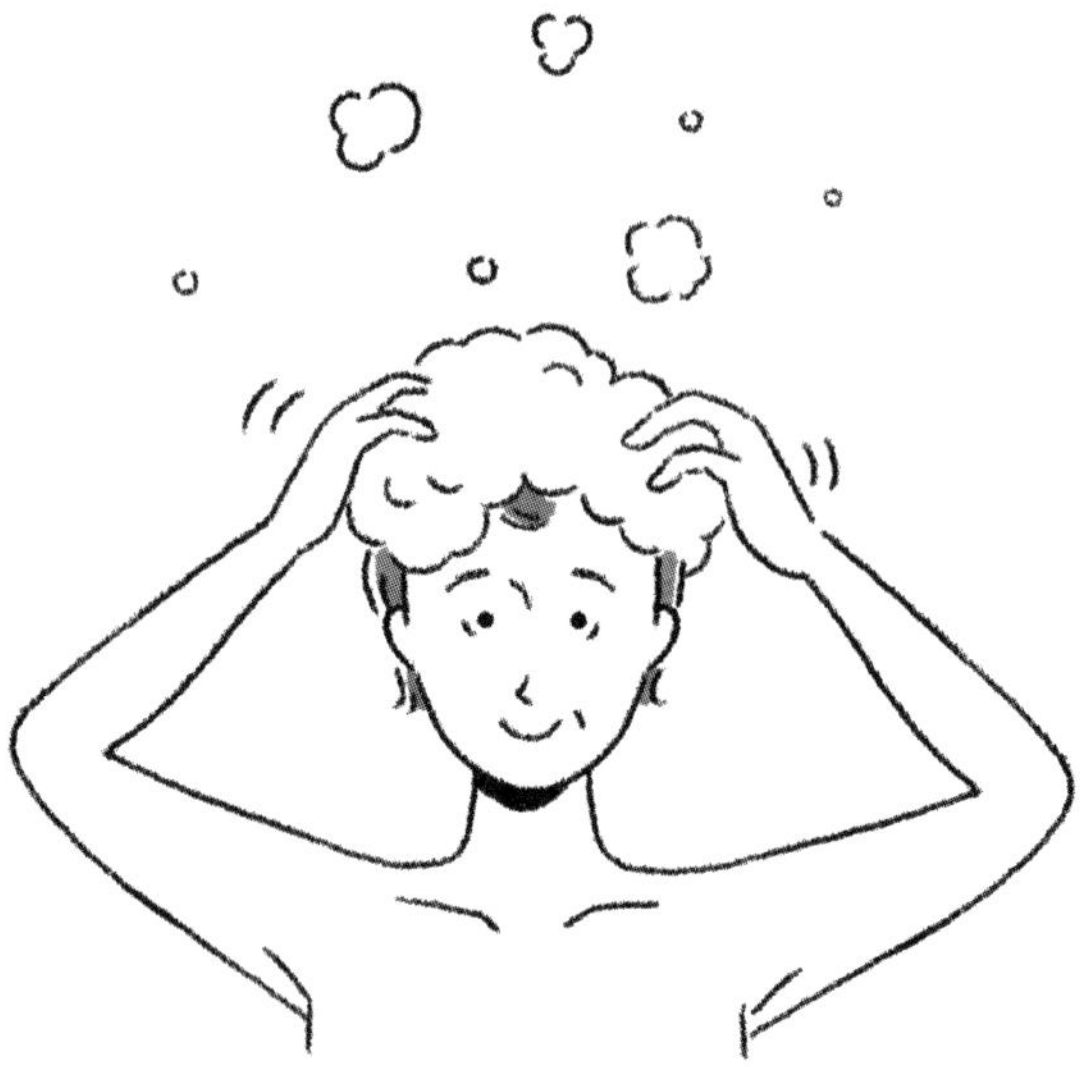

まだ食器を洗う時の痛みが残ったため、1か月後に2回目の動注治療を受けました。2回目の動注後は、さらに改善しています。できなかった台所の洗い物もできるようになりました。

2年経過していますが、変形の進行もなく痛みもぶり返していません。

【症例4】エレベーターのボタンを押すのも痛かったが1回の治療で劇的によくなった

（45歳　女性　主婦）

■治療前の状態

2年前から右手人さし指が赤くなり、ヘバーデン結節との診断を受けました。趣味のピアノレッスンにも支障が出るくらい痛み、エレベーターのボタンや、パソコンのマウスのボタンを押すのもつらい状態で、大きな容器のふたをまわそうとするとズキッとした痛みを感じていました。

■治療〜治療後経過

9月末、右手人さし指のヘバーデン結節の1回目の動注治療を受けたところ、1回の動注治療で劇的によくなりました。治療後に恐る恐るびんのふたを回したら、痛みが消えていました。エレベーターのボタンを押すときの痛みもありません。

ピアノを弾くときの痛みも、治療後すぐにとれ、最初の治療から1か月後の10月半ばにピアノのレッスンに行くと、先生から「以前は赤く腫れていたのに腫れがとれたわね！　どこで治療なさったんですか」と聞かれ、動注治療のことを教えました。ピアノの先生のお知り合いにも、指以外の関節の痛みで苦しんでる方がいらっしゃるようで、教えてあげたいと思われたようです。

ピアノの先生には「指の動きも問題ありません」「前はもう少し曲がっていたようだけど少し真っすぐに戻りましたね」ともいわれましたが、以前撮影した写真と見比べてみると、痛みはとれましたが変形の角度は変化していません。指が真っすぐになったように見えたのは、赤い腫れが消え、スッキリ見えるせいかもしれません。

ちょうど2年前の今頃、ヘバーデン結節と診断を受けましたが、そのころは赤く腫れているだけで、変形はしていなかったので、そのころにこの治療を受けていたら、変形は避けられていたかもしれません。

たまに関節と関節がぶつかったような、突き指のような、違和感を感じるときがあります。古傷が痛む感覚かもしれません。

様子を見て、場合によっては2回目の治療をお願いするかもしれません。

●母指CM関節症を克服した丸山茂樹さんのケース

ヘバーデン結節ではありませんが、母指CM関節症の患者さんの症例についてもご紹介しておきます。

1章でも触れたように、CM関節は、中手骨《ちゅうしゅこつ》（手のひらの部分の骨）と手根骨《しゅこんこつ》（手首のところにある骨）からなる関節です。人さし指、中指、薬指、小指にもCM関節はありますが、可動性はほとんどありません。例外が親指（母指）のCM関節で

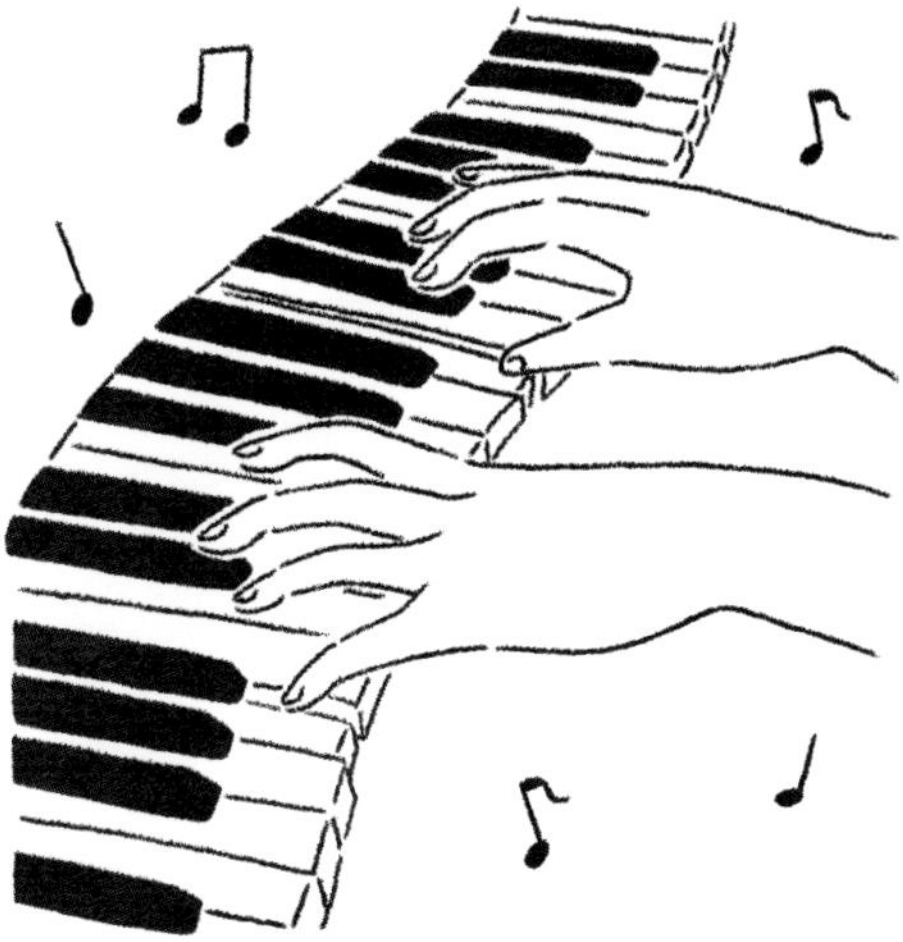

す。親指はCM関節を支点に、あらゆる方向に動かすことができます。私たち人間がものを握ったり、つかんだり、つまんだりといったさまざまな動作ができるのは、親指のCM関節の働きによるところが大きいのです。

しかし、動きの支点になっていること、そして、あらゆる方向に動かせるという特性ゆえに負担もかかりやすく、けがや痛みの原因になりやすいという特徴があります。親指のCM関節に、腫れ、痛み、変形などが起こる病気を母指CM関節症と呼びます。

母指CM関節症は、ゴルフ好きの間では比較的よく知られた病気です。ゴルフのクラブを握るとき、親指をクラブに添えるようにして握ります。この状態でクラブを振るわけですが、このとき、クラブの重みや遠心力、ボールを打つ際の衝撃など、さまざまな負荷がCM関節にかかります。ゴルフをしているとこうした負荷が積み重なるため、ゴルファーには母指CM関節症に悩む選手が少なくないのです。

母指CM関節症になると、クラブをしっかりと握ることが難しくなります。ゴルファーにとっては致命的ともいえる障害です。母指CM関節症が治らずに引退を余儀なくされるプロ選手もいます。前述した丸山茂樹さんも母指CM関節症に悩まされた1人です。

丸山さんは、2000年から2008年まで米国ツアー（PGAツアー）に参戦。日本人最多の3勝、世界ゴルフ選手権優勝、全英オープン5位、全米オープン4位など、輝かしい実績を残されました。その後も日本ツアーで通算10勝をあげるなど活躍されていましたが、2010年ころから、左手の親指のつけ根に痛みを感じるようになったそうです。ゴルフをするときはもちろん、日常の動作でも痛く、かなり深刻な状況だったとのこと。病院で検査してもらったところ、母指CM関節症と診断されました。

丸山さんは、「母指CM関節そのものを手術するとゴルフができなくなる恐れがあるから」と、すぐ上のMP関節の手術をアメリカで受けます。しかし経過は思わしくなく、2016年のANAオープン以来、競技からは遠ざかっていました。

丸山さんが私のクリニックにいらっしゃったのは2017年でした。丸山さんの知り合いに私のクリニックの患者さんがいて、「五十肩の治療を受けて痛みがなくなった」という話を聞き、来院されたのです。

丸山さんのように痛みが1年以上続いている場合は、モヤモヤ血管を減らす治療をしても、痛みがなくなるまで時間がかかることがあります。モヤモヤ血管が減って、モヤモヤ血管に併走するようにできていた神経線維も減少し、周囲の組織がもとに戻るには、ある程度の時間を要するからです。私は、「まずは3か月、時間をくださいとお伝えして、動注治療を時期を空けて2回おこないました。

この2回の治療で、日常生活を送るぶんにはほとんど問題がなくなりました。しかし、ゴルフの練習をするとまだ違和感があるとのこと。そこで、運動器カテーテル治療を実施しました。カテーテルを母指CM関節のすぐ近くまで入れてモヤモヤ血管を狙い撃ちにしたところ、根強く残っていた違和感も解消。「先生に診てもらって、ようやくゴルフができるようになりました」と、練習を再開されたのです。それから2年後の2019年9月には、チャリティートーナメントの試合にも復帰されています。

よくある質問

ここまで読んでくださった方は、この新しい治療に対していくつか疑問があるかもしれません。ここではよくある質問に簡単に答えたいと思います。

■副作用の可能性は？

副作用の可能性はゼロではありません。起こり得る副作用としては、薬剤に対するアレルギー反応や、動注した部位の内出血などがあります。アレルギー反応は蕁《じん》麻疹《ましん》などです。どちらも頻度は低く、また程度も軽いため大きな問題になった経験はありません。

また、血管の流れを一時的に停滞させるため、正常な血管の流れが短い時間、滞ります。このため皮膚の色が一時的に変化します。この変化は数十分、長くても数時間でもとに戻ることは先ほど説明した通りです。ですが、たくさんの方を治療すると、なかには皮膚の変色が1日あるいは2日くらい続いたという人もいます。これは、もともと動脈硬化が強い高齢の方（75歳以上の方）に起きる可能性が高くなります。問題になったことは今までありませんが、動脈硬化が強い場合は治療ができない場合があります。

■変形も治るの？

残念ながら一度できてしまった変形が消えて、もとのきれいな指に戻るということはありません。しかし、腫れが引いた、赤くなっていたのがよくなった、という方はかなり多くいらっしゃいます。

また、すでに過去にできてしまった変形は治せませんが、モヤモヤ血管が炎症を引き起こし、その炎症が続くことで将来の変形がさらに進むため、モヤモヤ血管を減らすことでさらなる変形の進行を抑える効果があると考えています。実際に指ではなく膝のデータなのですが、カテーテル治療をしたあと2年以上経過した人の膝のレントゲン写真をとると、同時期に他の治療を受けていた方に比べて変形の進行が抑えられたという結果もあります。

■ 再発するのでは？

再発リスクもゼロとは言い切れません。特に指を酷使する人はあまり使わない人に比べて再発するリスクが高くなります。動注治療は2回受けていただくのが基本ですが、2回の治療でほとんどの方が、少なくとも以前よりは痛みが大幅に改善したと答えています。ただし変形性関節症は進行する可能性のある病気なので、いったんできた血管が減っても、日々の負担や生活習慣によってはまた生じてしまうこともあります。4章で紹介するセルフケアも大事です。ですが、治療前にあった痛みとまったく同じ状態にまで戻ってしまうことは珍しく、再発するとしても以前よりはまし、という方がほとんどです。

動注治療は体への負担が少ないため、2回までしか受けられないということはまったくありません。必要に応じてさらに回数を重ねて受けている人もいらっしゃいます。

■保険は効くの？

まだ新しい治療のため、まだ保険が使えませんが、将来的には保険で利用できるように、現在研究会を立ち上げるとともに、抗生物質に代わる新たな治療物質（現在の動注治療では抗生物質を用いていますが、このことが保険承認を得ることの妨げになっています）の開発も進めています。

そのため保険が使えるようになるまでにはまだ数年かかる見通しです。

現在は自由診療で受けていただいています。治療費用は私たちのクリニックでは、片手で税別2万5000円、両手治療の場合は税別3万5000円（初診料別・2020年2月現在）となっています。

4章

ヘバーデン結節を予防・改善するセルフケア

ケア① モヤモヤ血管への血流をゆるめる

ここまで、ヘバーデン結節がどんな病気なのか、また、長引く痛みの原因とその治療法についてお話ししてきました。本章では、自分でできるヘバーデン結節のケアおよび予防について説明します。

最初に紹介したいのは、夜間に痛みのある指にテープを巻き、モヤモヤ血管への血液の流れを少なくする方法です。患部と患部のより少し手前の範囲にテープをぐるっと1周巻き、一晩過ごします。テープは朝になったらはがしてしまってかまいません。こうすることで、モヤモヤ血管への血液の流れをゆっくりとしたものに調整することができ、翌日の痛みが改善します。テープは粘着力の強いものは、はがすときに刺激になるのでおすすめしません。

第一関節の横（指の側面）には血管が通っています。ヘバーデン結節の患者さんで痛みがある人の指を撮影すると、関節の横の部分にモヤモヤ血管ができていて、血流が通常よりもかなり速くなっていることがわかります。この部分にテープを巻くことで血管が少しだけ圧迫され、血流がいくらかゆるやかになります。すると、モヤモヤ血管の近くにある神経への刺激が抑えられて痛みが緩和されるのです。

テーピング法

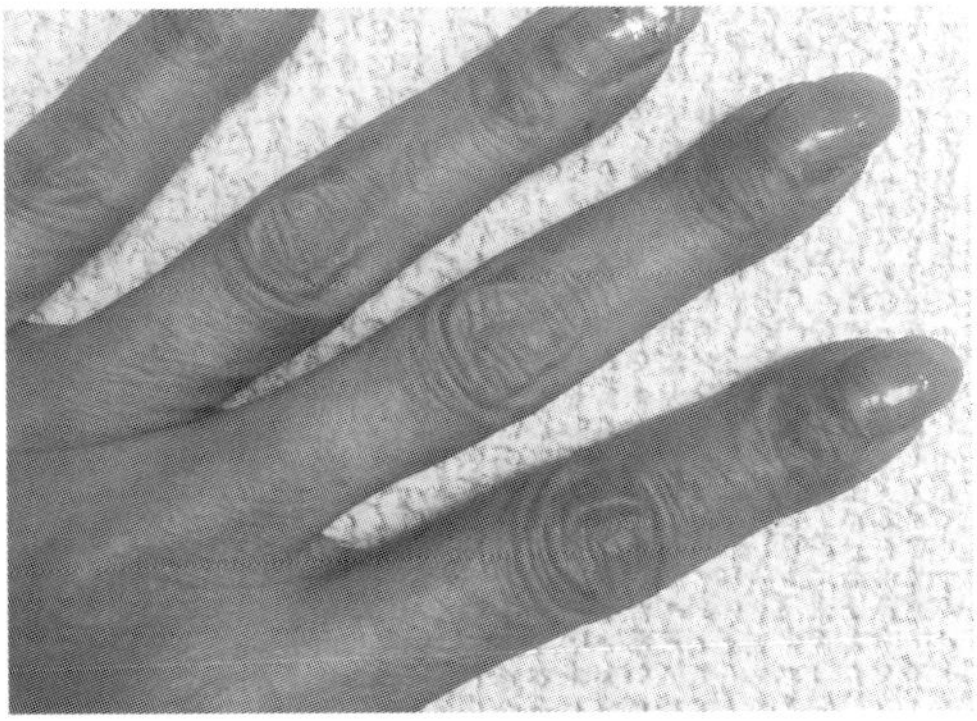

変形はしていないが、人さし指の第一関節に強い痛みがある場合

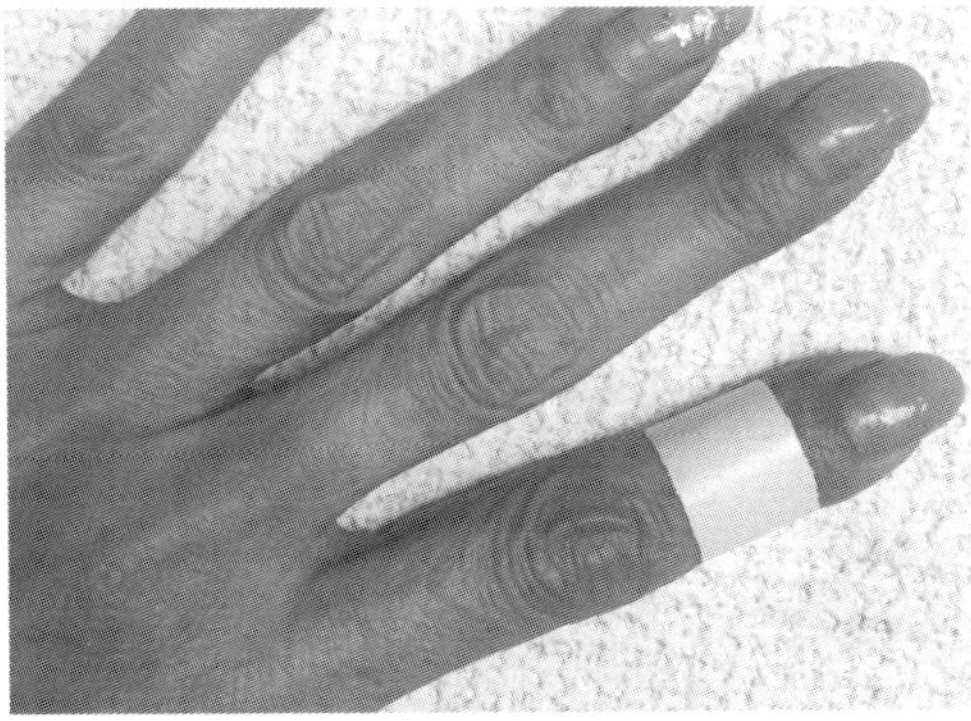

痛みのある関節にテーピングを行う。本文で紹介したテープのほかに、セロハンテープ、マスキングテープ、ばんそうこうなどで代用できる

ちなみに、普段指輪をしている指は、ヘバーデン結節やそのほかの関節症になりにくいとされてきました。昔は指輪といえば金が多かったため、「金の成分が関節症によいのだろう」と考えられ、金の成分を含む注射や服薬をおこなう「金療法」という療法もありました。

金療法は、現在はほとんどおこなわれていません。金の成分が関節症に効いているわけではないとわかったからです。ではなぜ、指輪をしている指はヘバーデン結節になりにくいのでしょうか。これは、指輪をすることで血流が自然と悪くなるため、モヤモヤ血管ができにくく、炎症や腫れが起こりにくいためと考えられます。

だからといって、血流が悪くなって指先の色が変わるほどテープを強く巻く必要はありません。第一関節が動きにくいように固定するだけで、十分、モヤモヤ血管の血流を抑えられます。

なお、スポーツ選手なども使うテーピング用のテープは粘着力が強すぎるのでおすすめしません。スリーエム（3M）の「マイクロポアスキントーン・サージカルテープ（25ミリ幅）」がおすすめです。そのほかに、ばんそうこうやセロハンテープ、マスキングテープでも代用可能です。また、テープを巻くのは夜だけでかまいません。まずは夜の間だけ2週間ほど巻いてみましょう。たったこれだけですが、「夜巻いておくと、次の日の日中の痛みが軽くなる」と多くの患者さんがおっしゃいます。腫れが引く人もいるので、ヘバーデン結節のせいで手指にコンプレックスを抱えている人にもおすすめです。もちろん、昼間にテープを巻いていても日常生活に支障がない、または、テープによる肌のかぶれなどが起こらないようであれば、日中も巻いておいて問題ありません。

ケア② マッサージは逆効果も

ここで、長引く痛みとマッサージの関係について説明しておきましょう。

長引く痛みのケアとしては、患部を直接マッサージすることはおすすめできません。特に、血行がよくなっている入浴中に、痛い場所をマッサージするのは逆効果です。モヤモヤ血管の流れを助長してしまい、かえって痛みを増してしまう恐れがあるからです。ひざが痛いという患者さんに痛み出したきっかけを聞くと、「お風呂のなかでひざをもんでいたら、次の日から痛くなった」と答える人が大勢います。

もちろん、ひと口にマッサージといってもやり方はさまざまです。すべてのマッサージを否定するつもりはまったくありません。人に手を当ててケアしてもらう安心感や、マッサージによる強い刺激で普段のこりや痛みが軽く感じられる現象（オフセット鎮痛効果）によって、痛みやこりが軽減することもあるでしょう。また、痛い場所以外の筋肉をじょうすに緩めると患部への負担が減り効果的です。ただ、長引く痛みのある場所を、直接自分でもんだり、さすったりすることが、かえって痛みを長期化させている可能性もあります。へバーデン結節の痛みが長く続いている人は、痛い場所をさすったり、もんだりするのを一度やめてみることをおすすめします。

ケア③　姿勢に気をつけよう

関節が繰り返し刺激を受けると、モヤモヤ血管ができる原因となります。たとえば、ストレートネック、巻き肩、ねこ背、反り腰といった悪い姿勢も関節への繰り返しの刺激となり、それがモヤモヤ血管の発生を引き起こすこともあるのです。

へバーデン結節は手指の第一関節に起こる病気ですから、姿勢とは一見関係ないように思えますが、そうではありません。どこか一つの関節に負担がかかれば、その負担をカバーするためにほかの関節に無理が生じます。実際、へバーデン結節の患者さんには、ひじや肩、首などにも長引く痛みを抱えている人が大勢います。ですから、姿勢についてもぜひ気をつけてみてください。

デスクワークをする際は、目の高さにパソコンの画面があり、指先からひじまでが、デスクと同じ高さになるよう調節しましょう。背もたれには寄りかからず骨盤を立て、ひざの角度は90度、足の裏が床にしっかりと着くようにします。

正しい姿勢でいると、体重の10％といわれる頭の重みが全身に分散され、関節への負担が減ります。関節への負担が減ればモヤモヤ血管ができにくくなり、痛みの軽減につながります。なお、スマートフォンやタブレットの使いすぎも手首や指に負担がかかります。使いすぎないよう気をつけましょう。

ケア④ 高カロリーの食事をやめる

東京医科歯科大学の研究により、高カロリー食がモヤモヤ血管を増やすことが明らかになっています。研究の発端となったのは、「なぜ、肥満の人は体重のかからない手の関節などにも痛みや変形が起きてしまうのか？」という素朴な疑問でした。

体重が重い人は、ひざに痛みが生じがちです。これは「体重のせいでひざに負担がかかっているから」と考えられてきました。実際、病院で「ひざが痛い」と訴えると、かなりの確率で「ダイエットしましょう」と医師にいわれます。確かに、ひざには体重がかかりますから、「体重のせいでひざに負担がかかっている」という説は納得できます。

しかし、手の関節についてはどうでしょうか。肥満の人は、手の関節にも痛みや変形が生じやすい傾向がありますが、手の関節には体重はかかりません。肥満の人の関節に痛みや変形が起きやすいのは、体重以外にも理由があるのではないか？東京医科歯科大学の研究者たちはそう考えたわけです。

では、体重以外の理由とはなんでしょうか。研究者たちが着目したのが食事内容でした。食事内容による違いを調べるために、マウスを二つのグループに分け、一つのグループには通常の食事、もう一方のグループには高カロリー食を与えるという実験がおこなわれました。二つのグループの変化を追うと、高カロリー食を与えられたマウスたちは、比較的早い段階で関節が痛くなりはじめたのです。関節を調べると、滑膜や脂肪組織に血管が増えていることがわかりました。滑膜や脂肪組織が「ノーマルタイプ」から「炎症タイプ」に変化していたのです。さらに時間が経過すると、関節に変形や変化が生じてきました。

この研究から、高カロリー食がモヤモヤ血管を増やすこと、そして、モヤモヤ血管が炎症を起こして関節の変形を進めることが明らかになったのです。

まずは3週間、炭水化物や脂質が多いメニューをできるだけ控え、摂取カロリーを制限してみましょう。モヤモヤ血管が減って今ある痛みの軽減につながるだけでなく、ヘバーデン結節をはじめとする関節症や長引く痛みの予防にもなります。

ケア⑤ オメガ3をとる

滑膜や脂肪組織が「炎症タイプ」にならないよう、脂質たっぷりで高カロリーな食事は控えるべきだとお話ししましたが、実は、摂取したほうがいい脂質もあります。

脂質は、さまざまな種類の「脂肪酸」という成分がブレンドされてできています。そして、どの種類の脂肪酸が多いかによって次の四つのグループに分けられます。

【脂質の種類】

●オメガ9系　「オメガ9脂肪酸」が多いグループ。オリーブオイルなど
●オメガ6系　「オメガ6脂肪酸」が多いグループ。大豆油やコーン油など
●オメガ3系　「オメガ3脂肪酸」が多いグループ。魚の油やアマニ油、エゴマ油など
●飽和脂肪酸　「飽和脂肪酸」が多いグループ。バターや牛肉など

オメガ6系は、血液を凝固させる、体内の炎症を促進するなどの働きがあります。オメガ3系は、血液を固まりにくくする、炎症を抑えるといった働きがあります。注目したいのは、二つがちょうど対になるような働きをしていること、そして、炎症に関わっている点です。オメガ6系とオメガ3系の摂取バランスがとれていれば、体内はいわゆる「ノーマルタイプ」を保てます。しかし、通常の食生活では、オメガ6系の摂取がオメガ3系を大幅に上回りがちです。その結果、体が「炎症タイプ」に傾いてしまうのです。

加えて、脂質異常やメタボリックシンドロームの人、更年期の人は、そもそも炎症を起こしやすい状態になっています。体が「炎症タイプ」になれば、モヤモヤ血管ができやすくなり、ヘバーデン結節のような長引く痛みに悩むリスクが高まりま

す。だからこそ、オメガ3系を意識してとることが大切です。

オメガ3系は、すでに書いたように、魚の油やアマニ油、エゴマ油などに多く含まれています。特に積極的にとりたいのがイワシやサバなどの魚の油です。これらの魚の油にはDHA、EPAという脂肪酸が多く含まれています。近年の研究で、このDHA、EPAから生成されるレゾルビンやプロテクチンという代謝物が、抗炎症作用を発揮することが明らかになりました。日々の食事の主菜を肉中心から魚中心に替えるよう心がければ、オメガ3系の摂取を自然と増やせますし、カロリーも抑えることができるでしょう。

アマニ油、エゴマ油の摂取もおすすめです。アマニ油やエゴマ油に含まれる植物由来の脂肪酸「αリノレン酸」も抗炎症作用が期待できます。アマニ油やエゴマ油はスーパーなどで購入できますので、日々の食事に使ってみてはいかがでしょうか。ただし、とりすぎは禁物です。目安は1日小さじ1杯分。なお、オメガ3系の油は光と熱に弱く酸化しやすいため、加熱調理には向きません。おかずやサラダなどにかけるのがおすすめです。

ケア⑥ 女性はエクオールと食物繊維の摂取も大切

ヘバーデン結節に悩む女性にぜひとってほしいのがエクオールです。

エクオールは、大豆イソフラボンから作られる成分のこと。大豆イソフラボンは、大豆のほか、豆腐やおから、油揚げ、納豆、豆乳など、大豆を原料とする食品のほとんどに含まれています。大豆イソフラボンを摂取すると、大豆イソフラボンの一つである「ダイゼイン」という成分が、「エクオール産生菌」と呼ばれる腸内細菌によって「エクオール」に変換されます。エクオールは「植物性エストロゲン」ともいわれ、体内でエストロゲンに似た働きをすることから更年期の諸症状の緩和が期待されているのです。

エクオールはまた、ヘバーデン結節の改善・予防効果も期待できます。すでにお話ししたように、更年期になりエストロゲンが減ると、腱や滑膜に炎症が起きたり、腫れたりして手指のこわばりが生じます。これが一因となって生じる疾患が、ヘバーデン結節やブシャール結節、ばね指、母指CM関節症だといわれています。しかし、大豆イソフラボンをとって体内でエクオールが産生されれば、エクオールはエストロゲンのβ受容体と結びつき、エストロゲンとよく似た働きをします。その結果、炎症や腫れの予防・抑制につながると考えられるのです。

更年期障害の緩和やヘバーデン結節対策には、エクオールは1日あたり10ミリグラム必要だといわれています。個人差はありますが、体内でエクオール10ミリグラムを産生するためには、5倍の大豆イソフラボンが必要といわれています。大豆食品に換算すると、豆腐なら2/3丁(200グラム)、納豆なら1パック(50グラム)、豆乳ならコップ1杯(200グラム)です。

では、この量の大豆食品を毎日とっていれば安心かというと、そうとも限らないのがエクオールの難しいところ。というのも、体内にエクオール産生菌がない、または、エクオール産生菌が働いていない人がいるからです。体内にエクオール産生菌がなければ、あるいはエクオール産生菌がなんらかの理由で働かなければ、大豆イソフラボンをがんばって摂取しても、ダイゼインはそのまま体内に吸収されてしまい、エクオールは産生されません。

体内でエクオールを作れる人の割合は、日本人の約50%といわれています。また、若い年代の人では20~30%しかエクオールを産生できていないという報告もあります。世代間で違いがある理由については明らかになっていません。ただ、昔と比べて大豆製品を食べる機会が少なくなったことが原因の一つだとされています。自分がエクオールを作れるタイプかどうかは市販のキットで簡単に調べられますので、興味がある人はチェックしてみるといいでしょう。検査キットを購入して尿を採取し、検査先に送る方法が一般的です。

エクオールを作れないタイプの人や、日々の食事から大豆イソフラボンを必要量摂取するのが難しい人は、エクオールそのものを摂取する方法もあります。閉経年齢前後の女性が適正な量のエクオールを摂取すると、更年期症状の改善はもちろんのこと、加齢にともなう目尻のしわ、首や肩のこり対策、骨密度減少の防止に役立つというデータもあります。近年、エクオール配合のサプリメントが数多く市販されていますから、試してみる価値はあると思います。

なお、大豆イソフラボンもエクオールも、体内にずっと留まることはできず、尿とともに排泄されます。大豆食品やエクオールは、毎日摂取することが大切です。

ケア⑦　腸内環境も整えよう

女性は、エクオール産生菌がきちんと働けるよう、腸内環境を整えておくことも大切です。エクオールを作る能力がある人は、エクオール産生能力がない人に比べて腸内細菌が多様であると指摘する研究もあります。

腸内には、約1000種類、100兆から1000兆個の腸内細菌がいるといわれています。そして腸内細菌には、人によい影響をもたらす善玉菌、人に悪い影響を与える悪玉菌、善玉菌と悪玉菌のうち優勢なほうへなびく日和見菌《ひよりみきん》がいます。


善玉菌、悪玉菌、日和見菌の理想的なバランスは、2：1：7だといわれています。善玉菌が悪玉菌より優勢であれば、日和見菌は善玉菌に味方するため腸内環境は整っているといえます。ところが、食生活の乱れや病気などが原因で悪玉菌が優勢になると、日和見菌は一気に悪玉菌へとなびきます。すると、腸内細菌の理想的なバランスが崩壊。腸内環境が悪くなり、腸の活動が低下してしまうのです。

腸内環境が悪くなると、便秘になったり、下痢になったりします。肌が荒れる、疲れやすくなる、免疫力が下がって風邪を引きやすくなる、太りやすくなるなどのトラブルも生じます。さらに、エクオール産生菌の活動も低下します。エクオール産生菌は善玉菌の一種。腸内環境の悪化は、善玉菌であるエクオール産生菌の活動にも悪影響をおよぼすのです。

エクオール産生菌の働きが低下すれば、食事やサプリメントから大豆イソフラボンをしっかりとっても、エクオールが十分に作られない可能性があります。エクオール配合のサプリメントを摂取していても、吸収されないかもしれません。エクオールの恩恵を受けるためには、腸内環境を整えておくことも、とても重要なのです。

腸内環境を整えるポイントは、まず、食物繊維を積極的にとること。食物繊維は、水分を吸ってふくらみ、便のかさを増やして蠕動《ぜんどう》運動を促進する「不溶性食物繊維」と、水を含むとゲル状になり、便の水分を増やして排出しやすくする「水溶性食物繊維」とに分けられます。

どちらも腸内環境の改善に有効ですが、特に水溶性食物繊維は、腸内の善玉菌のエサとなります。水溶性食物繊維を含む食品は、さつまいも、きのこ、わかめ、もち麦などです。水溶性食物繊維をとれば善玉菌の割合が増え、反対に悪玉菌は劣勢となり腸内環境がよくなります。ぜひ意識してとるようにしましょう。

乳酸菌やオリゴ糖の摂取も腸内環境を整え、エクオール産生菌の活性化に役立ちます。乳酸菌はヨーグルトや牛乳、チーズ、乳酸菌飲料などから摂取できます。オリゴ糖は糖質の一種です。きなこ、いんげん、ごぼう、小豆、玉ねぎ、はちみつ、バナナ、にんにくなどに含まれますが、とりすぎは肥満の原因にもなりますので注意しましょう。

なお、オリゴ糖のなかでも、近年、注目が集まっているのがラクトビオン酸です。ラクトビオン酸はカスピ海ヨーグルトのみに含まれる成分で、エクオールの産生を促進する機能があるといわれています。私のクリニックでは、ヘバーデン結節をはじめとする長引く痛みに悩む女性の患者さんには、エクオールに加えて、水溶性食物繊維やラクトビオン酸のサプリメントをおすすめしています。

ケア⑧　有酸素運動とストレッチ

有酸素運動もモヤモヤ血管の減少に効果的です。適度な有酸素運動は、体の脂肪組織の性質を「炎症タイプ」から「ノーマルタイプ」に変え、モヤモヤ血管を抑えるのに役立ちます。

それだけではありません。2011年に医学雑誌『ランセット』に掲載された論文によると、1日15分のウォーキングをした人たちは、ウォーキングをしていない人に比べて死亡リスクが14％下がり、平均寿命が3年延びたそうです。ですから、まずは1日15分を目安に体を動かす習慣をつけましょう。ヘバーデン結節で指が痛い人は、痛みが出ない範囲でおこなってください。（118ページ参照）

痛みがあるときも続けたい**上半身のストレッチ**

上半身の長引く痛みに効くストレッチです。無理のない範囲で、自然な呼吸を続けながらゆっくりとおこないましょう。　治療によって痛みがなくなってからも、このストレッチを続けることで「モヤモヤ血管」ができにくくなる効果も期待できます。悪化防止だけではなく再発予防のためにも、日常生活のなかで気づいたときにいつでもおこなってください。

首を鍛えるストレッチ

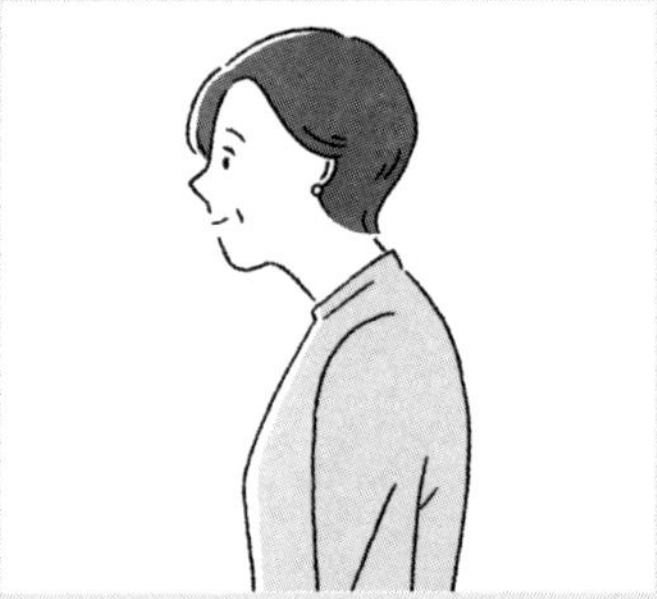

①背筋を伸ばして座ります

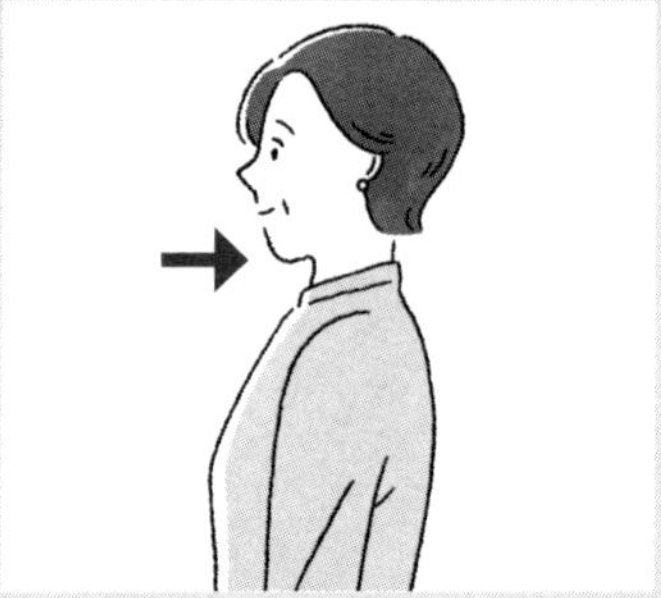

②二重アゴになるように、頭を水平後方に引き、もとに戻ります。10回繰り返してください

腕・肩・背中を整えるストレッチ①

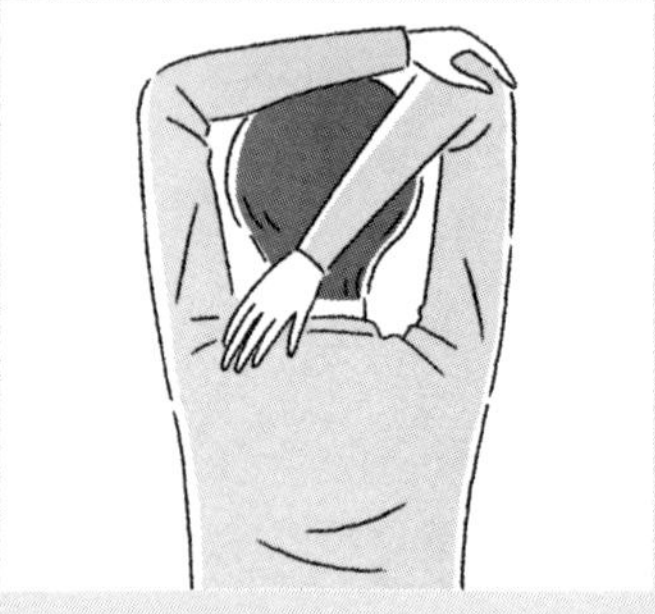

①背筋を伸ばして座り、片方の手でひじを上図のように支えます

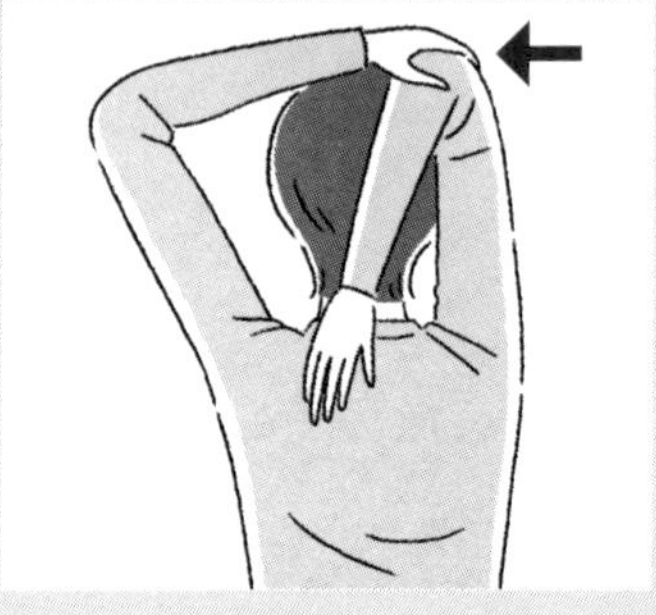

②ひじを矢印の方向に反動をつけずゆっくりと押します。10〜15秒押したらもとに戻り、左右数回ずつ行いましょう

腕・肩・背中を整えるストレッチ②

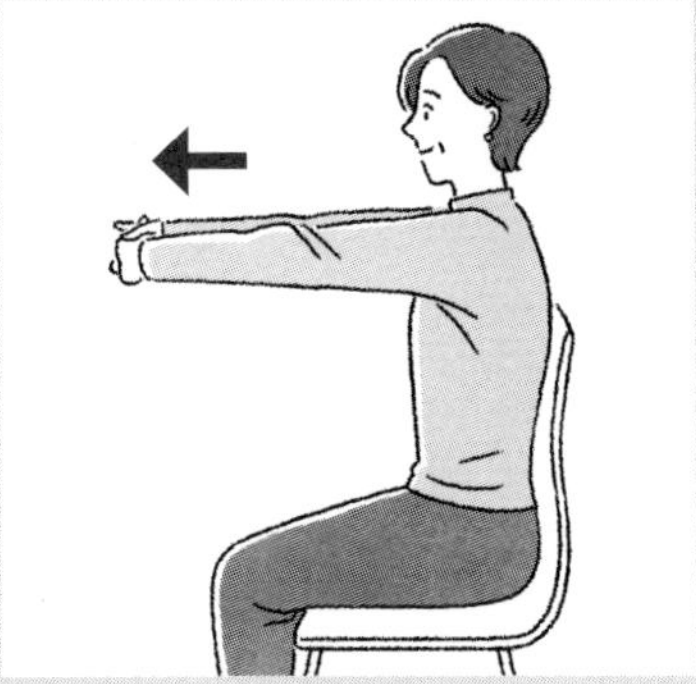

両手の指を組み手のひらを前に向け、胸を後方に引くようにしながら両手を前に押し出します。10～15秒を数回おこないます

腕・肩・背中を整えるストレッチ③

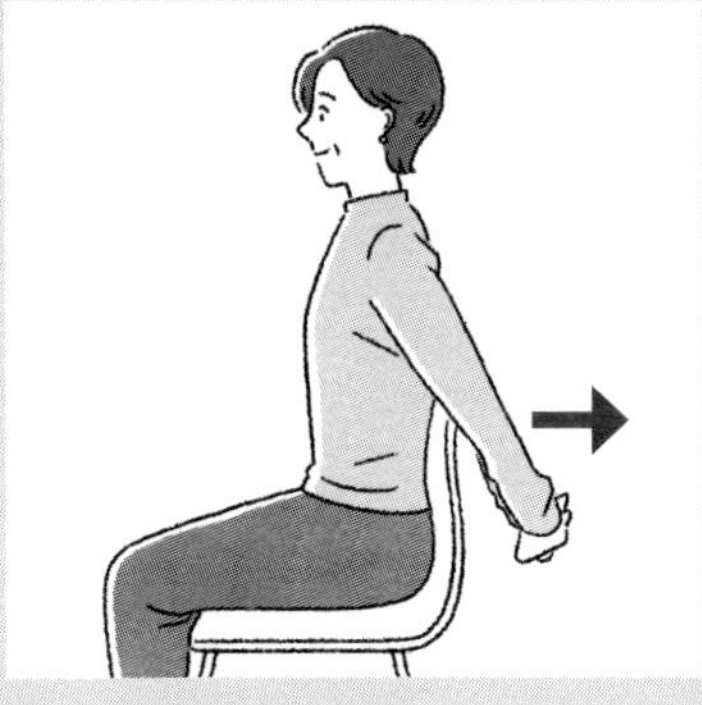

両手の指を組み手のひらを後方に向け、肩を後ろに引くようにしながら両手を後方に引きます。10～15秒を数回おこないます

腕、体幹を整えるストレッチ

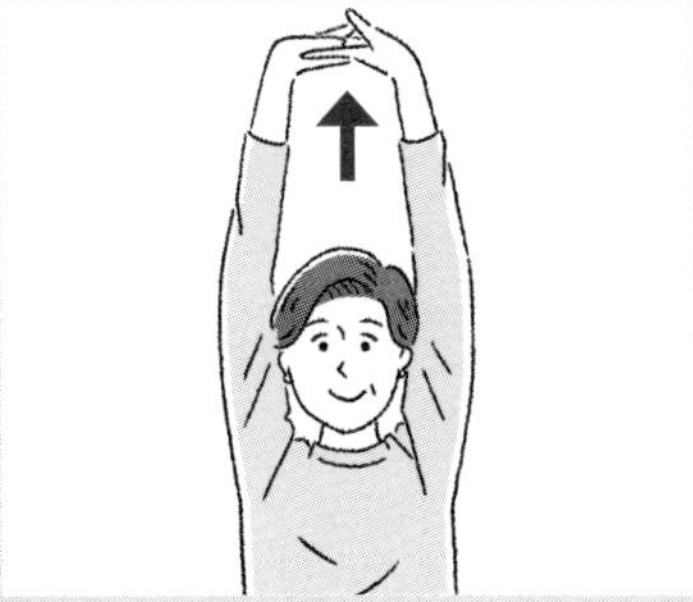

両手の指を組み手のひらを上に向け、正面を向いたまま真上に押し上げます。10～15秒を数回おこないます

腕・手首・ひじ・指を整えるストレッチ

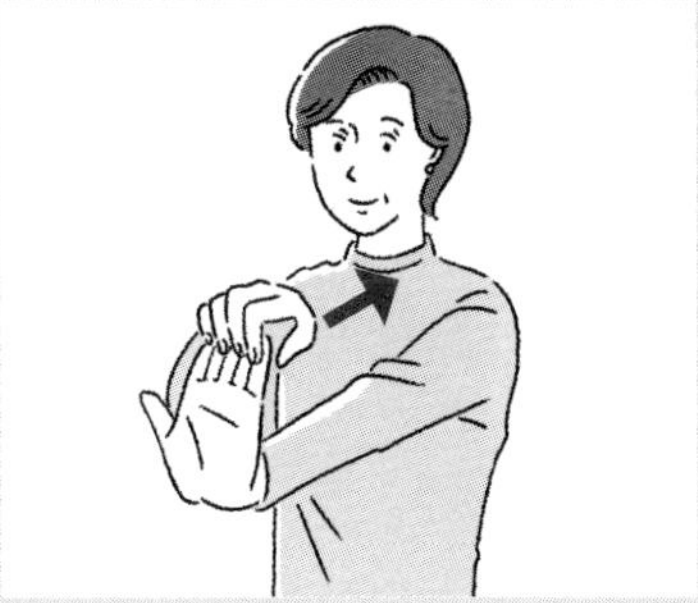

ひじをしっかり伸ばして指先を上に向け、反対の手で指を手前に引きます。10～15秒を左右とも数回おこないます

ケア⑨ 昼間は可能な範囲で動かす

有酸素運動やエクササイズなどで体を動かす際は、「痛みが出ない範囲でおこなってください」とお伝えしました。では、痛みがある限りはずっと安静にしていたほうがいいのでしょうか？　答えは「ノー」です。

骨折や捻挫《ねんざ》などのけがで生じた「急な痛み」があるときは、なるべく動かないでいるべきですが、ヘバーデン結節のように数か月、数年と続く長引く痛みの場合は、話は異なります。組織の修復はすでに終わっているため、安静にしているメリットがないからです。それどころか、安静にしていることで痛みの原因となるモヤモヤ血管を作る羽目になります。

人間の体には、ある程度の力学的なストレスが加わると、血管を減らすような物質を分泌する性質があります。ドイツの解剖学者プッフェは、培養した腱の細胞を特殊な装置で引っ張るという実験をおこないました。この実験から、ストレスがかかると、血管を新しく作らせないようにする物質の一つであるエンドスタチンが豊富に出ることがわかったのです。

また、ストレッチをしている瞬間は、組織が引っ張られて異常な血管の血流が途絶えていることも確認されています。

ですから、長引く痛みの場合は、痛いからといってまったく動かさないのは逆効果といえます。

ケア⑩ 手指はしっかりと保湿しよう

意外に思われるかもしれませんが、皮膚の乾燥も、ヘバーデン結節の人にとっては大敵となります。肌が乾燥すると外部からの刺激に過敏に反応してしまい、痛みが増幅されてしまうからです。

皮膚は外側から、表皮、真皮、皮下組織という三つの層で構成されています。表皮の一番外側には角質層があります。健康な肌は、角質の細胞に天然保湿成分が豊富に含まれていて、これが肌にうるおいと柔軟性を与えます。また、角質細胞のすき間には細胞間脂質が存在していて、水分を蓄えるスポンジのような役割を果たしています。

さらに、皮膚の表面は、脂と汗とが混じり合ってできた皮脂膜で覆われ、角質層の水分の蒸発を防ぐとともに、外部の刺激から皮膚を守る機能があります。

しかし、加齢や使いすぎなどにより皮脂や角質中の水分が減ると、肌のバリア機能が低下して、乾燥や外的刺激から皮膚を守れなくなり、さまざまな皮膚トラブルを招きます。その一つが、刺激への過敏な反応です。衣類に軽く触れるようなほんの少しの刺激にも痛みを感じるようになります。

ですから、ヘバーデン結節の人は、冬場に限らず年間を通して手指をしっかり保湿するようにしましょう。水仕事をしたら、水分をしっかりと乾かして、保湿クリームを塗るのを忘れずに。クリームは市販のものでかまいません。好みの香りのクリームを使えば、クリームを塗るという行為そのものに心地よさが感じられて、痛みが一瞬でもやわらぐかもしれません。

なお、ケア①としてテーピングの方法を紹介していますが、夜間テープを巻くことで、ヘバーデン結節を発症している部位を乾燥から守る効果も期待できます。

ケア⑪ 痛みに振りまわされない

ごくまれにですが、注射療法や運動器カテーテル治療、動注治療をおこなってモヤモヤ血管が減退しても、痛みがなかなか改善しないケースがあります。このような場合は、「下行抑制系」が狂っている可能性があります。長引く痛みも、一瞬の短い痛みも、最終的には脳で感知されます。たとえば、あなたは今、足を骨折していて、骨折している部分に痛みを感じているとしましょう。このとき、足の「痛い」という信号は、痛みの信号を伝える経路を通って足から脳へと送られます。そして、最終的に脳がその信号をキャッチすることで、足の痛みは「痛み」として認識されるのです。もし、痛みの信号を伝える経路や、脳そのものになんらかの問題があれば、痛みは必要以上に強くなったり、逆にあまり感じられなくなったりします。

このように、体には痛みを伝える経路があります。一方で、痛みの信号が脳に届かないようにする仕組みも備わっています。このような仕組みを「下行抑制系」と呼びます。

下行抑制系は、イヤフォンやヘッドフォン、スマートフォンなどに搭載されているノイズキャンセル機能にたとえるとわかりやすいかもしれません。ノイズキャンセル機能は、気になる周囲の騒音をカットする技術です。これと同様に、私たちの体は下行抑制系により、ある程度の弱さの痛み（だるさなども含まれます）の信号はノイズとしてカットされ、脳まで届かないようになっています。映画やドラマなどで、次のようなシーンを見たことはありませんか？　敵や危険な動物などに出くわした登場人物が、ひどいけがをしているにもかかわらず全速力で走って逃げる。そして、安全な場所にたどり着いてはじめて、自分が大けがをしていることに気がつく――。これは下行抑制系が非常に強く働いた例です。けがをしているアスリートが、試合後のインタビューで「競技中は痛みを感じなかった」と答えるのも、下行抑制系が働いたためでしょう。

そもそも痛みには、「警告」の意味があります。痛みは、「無理はしてはいけない」「あまり使わないほうがいい」という体からの警告信号なのです。ですから、下行抑制系が利きすぎるのは、あまりいいことではありません。だからといって、下行抑制系の働きが弱まるのも考えものです。それまではノイズとしてカットされていたちょっとした痛みも気になるようになり、常に痛みに悩まされるようになってしまうからです。

ストレスが高まると、下行抑制系の働きが弱まります。私は基本的には、なんでもかんでも「ストレスのせいでしょう」と片づけてしまう最近の医療関係者の態度にはおおいに問題を感じていますが、ストレスによって下行抑制系が利かなくなって痛みが増大する、あるいは、長引くことは実際にあります。

不安が痛みを増大させるケースもあります。痛みがあるという状態は非常に不安です。「これほど痛いのはなにか重篤な病気なのではないか?」と思って受診した人が、医師に「大丈夫です。命を脅かすような病気ではありませんよ」といわれただけで安心して、痛みが半減するケースは珍しくありません。人の脳にとって、痛みと不安を区別するのはなかなか難しいのだそうです。不安な気持ちを脳が痛みだと勘違いし、痛みが強まるということも十分ありえます。

いずれにしても、痛みに関するネガティブな考えは、痛みを余計に増大させてしまいます。「この痛みはいつになったらよくなるのだろう」「このまま一生痛いのだろうか」「この痛みさえなければ……」など、痛みに意識を向けたままでいるのはよくありません。

だからといって、「痛みについて考えるな」といわれて即座に実行できる人もいないでしょう。そこで、ぜひ、自分がどんな状況でなら痛みについて考えずにいられるのかを、思い出してほしいのです。「友だちとおしゃべりしたり、楽しく食事をしているときは痛みが気にならない」という人は多いのではないでしょうか。好きなテレビ番組や映画、舞台を見ている間は不思議と痛みを忘れてしまう。そういう人もいると思います。「好きなこと」をしているときは脳内麻薬が出て、下行抑制系が活発になります。痛みをつい忘れてしまう時間を、ぜひ、意識して作るようにしてみてください。

また、残虐な行為や不慮の事故などの暗いニュースを見たり、SNSをチェックして他人と自分を比較してみじめな気持ちになったり、誰かをうらやんだりするのも、下行抑制系がうまく働かない原因となります。休みの日はテレビやインターネットから離れる時間を作って、気持ちいい、うれしいと感じられることをしてみましょう。外に出たら風が心地よかった、子どもの笑い声につられて自分も笑顔になった、体を動かして爽快な気分になったなど、なんでもかまいません。長引く痛みを持っていると、快感を感じにくくなることが知られています。だからこそ、快感を感じるひとときを持つことは、痛みの連鎖を断ち切るうえでとても重要です。

同時に、痛みをなくすことにこだわりすぎないようにしましょう。「この痛みさえなければ」と思っていると、かえって痛みに敏感になってしまいます。近年、痛みに過敏な人が増えているように感じています。これはおそらく、「ストレス社会」といわれる現代の生活と無関係ではないでしょう。好きなことをする時間や快感を覚える時間が減り、テレビやインターネットを通じてネガティブな気持ちになる機会が増えているために、下行抑制系の働きが弱くなっている人が増えているのではないかと思うのです。

今ある痛みに対しては「そのうち治る」とおおらかにかまえ、少しでもよくなったなら、「前に比べたら改善したのだから、まあ、いいか」と思ってみてください。そして、好きなこと、楽しいこと、心地よいことに意識を向けてください。そうしているうちに痛みを忘れている時間が増え、いつしか、痛みの存在が薄らいでいきます。

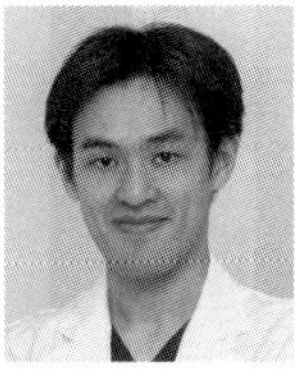

奥野祐次（おくの　ゆうじ）

1981年長崎生まれ。2006年3月慶應義塾大学医学部卒業後、放射線科医としてカテーテル治療に従事。2012年、慶應義塾大学医学部医学研究科博士課程修了、研究分野は「病的血管」。Nature Medicineをはじめ複数の学術誌に論文を執筆。2012年4月より江戸川病院にて「長引く痛み」のカテーテル治療を専門とし、2014年カテーテルセンター・センター長に就任。

2017年10月横浜センター南にてオクノクリニックを開院。現在は東京六本木ミッドタウン前、東京白山、神戸三宮をあわせた4院のオクノクリニック総院長。

2018年、2019年「医師に信頼されている医師」として米国ベストドクターズ社（Best Doctors, Inc.　本社：ボストン）のBest Doctors in Japan™に選出される。

ヘバーデン結節の痛みは モヤモヤ血管が原因だった

2020年3月10日　初版発行
2020年5月10日　2版発行

著　者　奥野祐次
発行者　佐藤俊彦
発行所　株式会社ワニ・プラス
〒150-8482　東京都渋谷区恵比寿4-4-9 えびす大黒ビル7F
電話　03-5449-2171（編集）
発売元　株式会社ワニブックス（代表）
〒150-8482　東京都渋谷区恵比寿4-4-9 えびす大黒ビル
電話　03-5449-2711
印刷所　中央精版印刷株式会社
デザイン　喜安理絵
編集協力　小川裕子
イラスト　川添むつみ

ISBN 978-4-8470-9863-5